Hábitos de Cambio

GUILLERMO PÉREZ

Hábitos de Cambio

GUILLERMO PÉREZ

ISBN: 9798842672189

DEDICATORIA

A ti.

CONTENIDO

AGRADECIMIENTOS

A todas y cada una de las personas que se han cruzado en mi camino, que han formado parte de mi vida de manera consciente e inconsciente, cercana o lejana, y que me han influido de forma positiva o negativa. A todos los que me habéis hecho reír o llorar y a todos y cada uno de los que me habéis echado un cable o puesto piedras en el camino. Cada átomo de mi ser, cada recuerdo, cada actitud y cada pensamiento, así como cada una de las palabras que han quedado aquí plasmadas son el inevitable resultado de todos vosotros, sin excepción.

Y a mí mismo, por todo lo que me he hecho pasar y por todo lo bien que me he portado conmigo.

Hoy no sería quien soy sin mí.

...Respira...

—*¿Hola?*

—¡Hola!

—*¿Quién eres?*

—No tiene importancia.

—*¿Nos conocemos?*

—Sí. Desde hace mucho. Diría que de toda la vida.

—*¿Tanto?*

—Sí.

—*Hmmm. ¿Y qué haces aquí?*

—Bueno, supongo que necesitabas escuchar lo que voy a contarte.

—*¿Por qué?*

—Créeme. Te va a venir bien.

—*Pero si estoy bien.*

—Lo sé. Ahora lo sé. Pero no está de más repasar de vez en cuando.

—*¿Para qué?*

—Para seguir estando bien.

—*Entiendo...*

—Quiero contarte algunas cosas que pueden serte útiles en algún momento.

—*Me parece bien. ¿Sobre qué vas a hablarme?*

—Sobre ti.

—*¿Sobre mí?*

—Sobre ti y sobre algunos cambios que vas a experimentar.

—*¿Qué vas a contarme sobre mí? Sé quien soy.*

—Quizás. O quizás seas diferente a quien crees que eres. O quizás quieras cambiar y aún no lo sepas.

—Vaya... *Oye, y de ser así... ¿Podrías decirme quién soy?*

—Ya lo irás viendo. Y no le des importancia. Podrías ser cualquiera...

1-.
LO QUE NO ES
(Y LO QUE PUEDE SER) ESTE LIBRO

—¿Vas a empezar justificándote?

—Bueno, es posible, más que justificándome, sobre todo quiero dejar algunos puntos claros antes de empezar. Es mejor para ambos.

Creo que afortunadamente tenemos acceso a información infinita. Todo el mundo tiene algo que decir, y todo el mundo tiene ganas de escuchar (o de leer). La forma en la que se ha democratizado el conocimiento me parece uno de los mejores avances desde que la humanidad empezó a comunicarse de forma escrita, pero todo avance implica por un lado responsabilidades y por otro, riesgos. Uno de los que se me presentan más claramente es el de "etiquetarlo" todo, y como no podría ser de otra manera, a este libro se le pondrán un puñado de adjetivos para poder definirlo.

Por suerte, y al haber salido directamente de mí, sé lo que no es, o aunque quizás no lo he conseguido, sé lo que no me gustaría que acabase siendo, aunque eso depende de ti que a fin de cuentas eres la persona que va a leerlo. El último juicio será tuyo así que me será de mucha utilidad el que me digas si al final logro que sea lo que esperaba o no.

—Bueno, lo veremos al final. ¿Y qué no es?

—A ver. Empecemos.

- No es motivacional -

Me gusta la motivación, creo que si llega en el momento justo y con la energía adecuada puede ser una herramienta útil, pero tengo un par de ligeros problemas con ella.

El primero es que cuando la necesitas, puede que no esté disponible para echarte un cable con aquello que tienes que hacer. Me explico:

Imagina que hay algo que quieras hacer de verdad. Te has decidido a ir al gimnasio justo hoy, y de repente, esa idea ha llegado a tu mente de una forma que no sabes explicar. Estás ahí, en tu sofá y sientes que algo en ti está de acuerdo con esa idea que repentinamente se ha establecido en tu mente. No sabes de dónde ha salido, pero está bien. Te parece algo que podrías hacer. Llevas años pagando la cuota mensual y justo hoy resulta que por tu mente ha pasado como una ráfaga de viento esa sensación de "hoy es el día". ¿Tu motivación? **Ninguna**. Sencillamente tienes el objetivo, pero te recuerdo que sigues en el sofá mientras te sigue pareciendo una idea estupenda el ir al gimnasio, o salir a correr, o ponerte a estudiar... Me vale cualquier ejemplo que requiera algo de esfuerzo. Con un objetivo y sin motivación no llegas a ningún sitio, y dejarle toda la responsabilidad a la motivación me parece injusto para ella.

—Sí, me suena eso que cuentas...

—El segundo problema que le veo, es que cuando aparece la motivación, o bien no la necesitas, o en caso afirmativo, es tan leve y dura tan poco que queda mejor como un post en Instagram que como una realidad que te empuje a conseguir tu empeño. En este caso pasa al revés. Has visto un anuncio, un cartel, un vídeo en alguna red social o similar de algo que te motiva. Y de repente sientes una cantidad de energía a la que no estás acostumbrado. ¿Y ahora qué? No tienes exámenes que hacer, es domingo y el gimnasio está cerrado o llueve a mares en la calle y no vas a salir a correr. A lo mejor te pilla trabajando o en clase.

—¿Y si pasan a la vez?

—Si tienes muchísima suerte, pueden coincidir en el tiempo los dos eventos. Por un lado, las ganas de hacer cosas y a la vez, ves ese meme que te dice que puedes conseguir todo lo que te propongas. Durante ese instante, está todo a tu favor, y hay que aprovecharlo. El defecto que le veo es que en el rato que pasa desde que se alinean los planetas hasta que te cambias de ropa, sales de casa y llegas al sitio en el que desarrollar la actividad que querías hacer, la motivación ya es solo una sombra de lo que fue en el momento en el que apareció. Ya apenas te acuerdas de qué te empujó a hacer lo que ibas a hacer, has perdido la energía que tenías al principio y además has salido sin ganas de verdad. ¿Qué vas a hacer ahora?

—Debería de seguir con lo que iba a hacer, pero la verdad... Vaya palo.

—La capacidad de que la motivación perdure en el tiempo es limitadísima. No se mantiene y no puedes mantenerla artificialmente. Hay maneras muchísimo más eficientes de hacer lo que quieres sin recurrir a la motivación, por eso yo no lo hago. Es darle demasiado peso a la suerte cuando puedo tener un control mucho más personal, firme y seguro a la hora de hacer lo que me propongo.

Por eso no quiero que esta charla sea motivacional, y si lo es, como no te lo vayas leyendo mientras haces ejercicio, de poco iba a servir.

Quizás un punto de vista deseable es que te motive a **reflexionar**. Puedes empezar a leer y sentir energía para que pienses en las cosas que haces, las que quieres hacer o las que quieres dejar de hacer. Dudo que pueda motivarte a que hagas o deshagas nada, pero sí puede ayudarte a pensar en ello, y desde ahí, empezar a actuar.

—Bueno, la reflexión es un buen comienzo y dura más que la motivación.

—Eso pienso yo. Es importante que sea más sostenible en el tiempo.

- No es autoayuda -

Con este punto tengo un criterio enfrentado. Por un lado no lo contemplo como un libro que te dé a ti, la llave de la felicidad, la receta del bienestar ni el "secreto" para tener una vida mejor. Eso se lo dejo a los profesionales, que los hay a patadas y hay que reconocer que entre mucha paja, estoy seguro de que algún buen libro sobre el tema se ha escrito. No es mi campo, y pienso que **la autoayuda solo es útil para quien quiere ayudarse**.

—¿Pero me va a ayudar a mí?

—Eso depende exclusivamente de ti y de como leas estas líneas. Poco tiene que ver conmigo si no pones de tu parte.

Por otro lado, la razón primera de todo esto es que, como hemos hablado al principio, sirva de recordatorio. Ni para acordarme del pasado ni para hacer planes de futuro, sino para tener PRESENTE cómo he llegado a sentirme como estoy en la actualidad y repasar por si en algún momento me salgo de este el que he hecho mi camino. ¿Y esto me ayuda? Sí. A mí definitivamente sí. ¿Y si me ayudo a mí mismo? Pues por definición, me temo que quiera o no más que ninguno este es un libro de autoayuda.

No tengo ningún tipo de experiencia con ese género, ni como usuario ni como escritor. De hecho y para ser plenamente sincero contigo, estoy bastante alejado de mi entorno con respecto a la forma de ver la vida, y por consiguiente me resulta bastante complicado ayudar a los demás, aunque yo quisiera. Se podría decir que no soy el tío más persuasivo que vas a conocer a la hora de que los demás puedan seguir el camino que yo he seguido, pero he aprendido que eso está bien. Al final, cada cual debe de seguir sus propios pasos, y debe de ser cada uno el que elija los cambios que quiere seguir en función de cómo lo sienta en ese momento. Para mí, el hecho de que una sola persona pueda sentir que mi camino le ha servido de ayuda, ya es una total y absoluta recompensa al tiempo dedicado a plasmar mi experiencia.

Para ti no debería de ser un libro de autoayuda. Quizás el término esté mal definido o yo lo entienda demasiado literal, pero la única **auto**ayuda puede venir de uno mismo. De ti mismo. Como he dicho antes, quizás mi experiencia te ayude a reflexionar, pero si voy a dejarte claro algo a lo largo de este montón de páginas, es que el único responsable eres **tú**. Nadie, por mucho que lea, que escuche o que vea va a poder emprender cambios en su vida más que tú mismo. Cabe la posibilidad de que nada de lo que planteo te sirva a ti. Somos personas diferentes con vidas diferentes y en entornos culturales diferentes.

Si quieres que nos ciñamos a la gramática, este es mi libro de autoayuda, hecho por mí y para mí y que está escrito después de muchísima lectura y experimentación. Seguramente emprendas cambios lo suficientemente significativos como para que te decidas en un futuro a escribirte un buen libro de autoayuda como este. Recordatorio de tu proceso.

—*Visto así, quizás me ayude tu experiencia.*

—Es posible. Y aquí entra en juego tu responsabilidad. Ahora la pelota está en tu tejado. Si quieres que esto sea autoayuda, pues ya sabes. Hazte el favor de ayudarte.

—*Y entonces, ¿Qué crees que puede ser para mí?*

—Pues mira. Creo que para ti puede ser un punto de partida hacia lo que ha terminado siendo para mí:

- Un diario -

O al menos lo sería si durante toda mi vida no hubiese sido tan descuidado y perezoso como para escribir uno. Te ha pasado igual. Me gusta verlo como un "Diario en diferido". Te sirve para leer cosas que quiero decirme y que he acabado escribiendo todas más o menos de seguido por no haber sabido llevar una rutina desde hace años. A fin de cuentas, a mí me vale y tú tienes la opción de leerlo todo con más o menos orden y estructura.

Hoy en día escribo a diario y tú puedes hacer lo mismo. Es verdaderamente útil y hace que valores mucho más algunos eventos que ocurren en tu día a día y que pasan desapercibidos. Son más importantes de lo que crees. Además, el hecho de escribir te enseña lo bueno de centrarte en el presente, y es que nunca es tarde ni pronto para empezar un cambio. Como decidirte a escribir un diario...

—*Me gustaría haber escrito un diario...*

—Lo acabarás haciendo. Créeme .A lo largo de estas líneas, vas a encontrar un proceso. **Mi proceso**. Seguramente parecido al tuyo en algunas cosas. Vas a ver que hago énfasis en que es mío porque tengo absolutamente claro que:

1- Cada persona es diferente a los demás.

2- Cada persona es diferente a sí misma según el momento.

—*¿Qué significa eso?*

Esto significa que lo que yo diga aquí no tiene por qué servirte al igual que quizás no me hubiera servido a mí si me encuentro con todos estos cambios hace años. Y de la misma manera, algunos de los hábitos que tengo ahora acabarán integrados de manera férrea en mi día a día e iré incorporando aquellos nuevos que me hagan sentir mejor y desechando aquellos que no me gusten, teniendo en cuenta que si no me han funcionado puede deberse a que han llegado en el momento equivocado, así que puedo volver a probar más adelante.

Pues lo mismo puede pasar contigo. Este libro es una guía. Un recordatorio o un diario de sensaciones que me escribo a mí mismo, aunque voy a referirme a ti porque, aunque aún no lo sepas, puedes tener mucho que ver conmigo y de esa manera es posible que llegues a interiorizar estas palabras mejor de lo que crees.

—Visto así quizás sea útil.

Para ti quiero y deseo que este libro sea una **ventana** a la que asomarse (usaré esa analogía varias veces, ya verás). Un mapa con varios puntos señalados a los que tienes la oportunidad y la opción de dirigirte. No voy a ser yo el que te diga que cambies. No voy a venderte ninguna idea milagrosa ni los remedios mágicos que has estado buscando durante tanto tiempo y con los que seguramente has fracasado. Y ¿Sabes cómo lo sé?

—¿Cómo?

—Pues lo sé porque he estado ahí. He querido resultados rápidos y sin esfuerzo, lo que de entrada es el enfoque diametralmente opuesto al concepto que quiero transmitirte. El camino del cambio no es solo que no sea rápido, sino que deberías de empezar a interiorizar que va a durar tanto como tu vida. Es eterno. Va a durarte para siempre.

Otra de las cosas que tiene como objetivo este libro es que entiendas la importancia del hacerte responsable de ti mismo. No hay nadie ahí fuera que tenga derecho a hacerte cambiar de estado de ánimo haga lo que haga, así como creo que eres el único responsable de hacer de ti mismo alguien mejor siempre que no estés a gusto con quién eres ahora.

—*Suena difícil.*

—Lo sé. Y lo es. Pero cuando haces las cosas bien, acaba pasando casi sin esfuerzo. Ya verás.

«La importancia
de hacerte responsable
de ti mismo »

- Un manual -

O quizás más que un manual, un recopilatorio. Es un manual y un recopilatorio de cambios que me han funcionado. Desde este enfoque, puedes tomar dos alternativas diferentes:

- Seguir el manual y tratar de emular paso a paso mi proceso. Esto te anticipo que va a ser extraordinariamente complicado, ya que como he comentado antes, ni hemos comenzado en el mismo punto, ni hemos llegado aquí siguiendo el mismo camino, ni llevamos caminando el mismo tiempo.

- Tomar esto como una recopilación de hábitos que tanto a nivel académico en estudios como en mi experiencia personal y de otros muchos, parece que funcionan y que de manera natural activan algunos procesos fisiológicos que te hacen sentir mejor.

—Y ¿Cómo debería de enfocarlo?

—El primer paso puede resultar más atractivo. Seguir los pasos de otro siempre resulta tentador, pero como he dicho, al final es infinitamente más complicado. Somos diferentes. Nuestros procesos lo serán también.

El segundo es un enfoque mucho más útil y sobre

todo realista. No tienes que hacerlo todo a la vez. Yo no lo hice. Ni tienes que esperar los mismos resultados. Pasarás por diferentes momentos. En algunos te sentirás más animado a experimentar cosas nuevas, y en otros seguramente tengas problemas para tener continuidad y adherencia en varios aspectos. Es absolutamente normal. Por lo otro que comentábamos. Cada persona es diferente según el momento en el que se encuentre.

Toma esas líneas como un recopilatorio que, incluso en mi caso, iré ampliando y con el que descubriré nuevas formas de hacer cambios que puedan aportarme a diferentes niveles.

- Una herramienta -

Adoro esa palabra y la profundidad que entraña. Me encanta pensar que implica una cantidad de usos y percepciones infinitas. Prácticamente todo lo que te rodea es una herramienta, tanto a nivel físico como si hablamos de aprendizaje. Y la inmensa mayoría están a tu disposición y de manera libre y gratuita. Estas palabras son efectivamente eso. Y la capacidad y responsabilidad de usarla de la manera que mejor te convenga es exclusivamente tuya.

—*¿Y vas a darme las herramientas tú?*

—Seguramente lo que yo te dé no sea tanto las herramientas como enseñarte el camino que hay hasta ellas. ¿Por qué digo esto? Pues porque yo soy una persona normal, que únicamente tenía ganas de plasmar su experiencia en el "papel", pero afortunadamente tengo 2 cosas que seguramente tú también poseas: Curiosidad y acceso a Internet, y juntas tienen un potencial infinito para que junto contigo, lleguéis a donde queráis. Esta "llave" te va a servir para descubrir a las personas que tienen las verdaderas herramientas a mano, y las cuales te servirán para que las apliques sobre ti mismo. Lo que yo voy a hacer por ti es mostrarte a aquellas personas, prácticas o conocimientos que gente mucho más lista y mejor preparada que yo dejó a mi alcance para que las usase conmigo mismo.

Todas esas herramientas, esa información está de forma totalmente gratuita y accesible en internet, además de algún que otro libro o curso que sí son obviamente de pago, pero todo lo que te muestre es mi experiencia personal usando esas herramientas. Al final del libro te pondré una relación de personas o grupos que me han facilitado la información necesaria para emprender los diferentes cambios que vas a leer, así como enlaces a sus webs, canales o redes sociales.

—*Qué suerte vivir teniendo todo eso a mano. Parece muy fácil.*

—Bueno. Puede ser, pero estas herramientas no valen de nada si no hay una intención por tu parte.

—Entiendo...

—Se me suele dar un caso, con algunos conocidos (y a gente con los que no tengo una relación estrecha) y es que soy reacio a darles esas herramientas, y es porque no ven el camino, solo el final. Me ha pasado muchas veces que cuando les hablo de mi estado actual, de cómo me he "librado" de la ansiedad, o de mis mejoras a nivel de salud física y mental, me dicen: *"Pásame la dieta esa que has hecho"* o *"Vaya, se te ve más en forma. Dame tu rutina"*. Normalmente no hace falta ni que se lo niegue. Pierden el interés casi antes de acabar la frase, y es lo que ha hecho que escriba este libro.

—¿Por qué?

—Pues porque seguramente, aparte de ti, acabe en manos de gente con un interés genuino por lo que voy a contar. A diferencia de la inmensa mayoría, este tipo de hábitos o cambios solo funcionan si realmente crees en lo que estás haciendo. No porque el creer lo convierta en algo mágico, sino porque es la única manera de ser consecuente y constante.

Los cambios no son un hecho aislado.

Yo no he pasado de pesar 115kg a 80kg de la noche a la mañana.

Yo no he seguido una dieta y en 2 días

milagrosamente he anulado el malestar físico que he acabado descubriendo que me acompañaba desde que apenas era un bebé.

Yo no he meditado una semana y de repente me sentía mucho más pleno…

—*Requiere mucho más tiempo, ¿No?*

—Exacto. Han sido años de convivir conmigo, como tú. Años de pensar que había cosas con las que no estaba a gusto y más años de ir haciendo cambios paulatinamente hasta que he pasado a encontrarme infinitamente mejor estando más cerca de mis 40 años que con mis 20. Por eso como decía antes, antes de darte las herramientas, vas a ver mi experiencia y tu obligación de reflexionar sobre la tuya. Quizás descubras que tenemos cosas en común y te pueda servir de guía, pero lo ideal sería que te sirvieses de guía a ti mismo.

—*Parece justo.*

—Lo es. Es lo justo. Como reflexión, voy a dejarte al final de cada capítulo, un par de hojas para que escribas si así lo crees conveniente.

Esto lo hago porque en la era de los teléfonos móviles es muy común que se nos ocurra una idea, algo que poder usar o que sea de utilidad y se nos olvide. Mientras leas, puedes tener un boli cerca. Si se te pasa por la cabeza algo que creas que puede servirte en el futuro, apúntalo. Como va por capítulos será fácil que lo relaciones con temas concretos, y de esa forma podrás volver a ello cuando quieras.

También puedes apuntar dudas o cuestiones que te surjan, cosas que no entiendas o que quieras aclarar. Hay un grupo de Telegram con el mismo nombre que este libro. Puedes consultar allí lo que quieras.

—*Parece buena idea, o al menos práctica.*

—Te servirá para usarlo como inicio del diario que hablamos antes, y además es una manera estupenda de tener en cuenta las ideas que te surgen cuando leas cada parte. Seguramente con la reflexión adecuada no solo seas capaz de integrarlo a través de tus apuntes sino que además descubras cosas que ni yo mismo he tenido en cuenta.

Créeme. Es útil. Todo este libro entero empezó así.

...Recuerda.

Respira...

NOTAS:

2-.
EMPECEMOS POR EL PRINCIPIO

«*El secreto del cambio es enfocar toda tu energía no en luchar contra lo viejo sino en construir lo nuevo*»
<u>Sócrates</u>

No puedo decir que sea particularmente ordenado en el sentido material de la palabra. Puedes preguntarle a cualquiera que me conozca. Diferente es a nivel 'mental'. He vivido en un caos mental casi toda mi vida, y he aprendido a ponerle orden. Ese orden sí me gusta. Casi podría decir que me entusiasma. De ahí este apartado.

Creo que igual que el orden, el **contexto** es extraordinariamente importante, ya que es posible que cualquier opinión que tengas, cambie si indagas en su contexto, o como en este caso, que una charla se entienda mejor si sabes de dónde viene tu interlocutor.

—*Sí, parece importante conocer con quién estás hablando.*

—Lo es. Al final de estas líneas, acabarás por conocerme a mí, como persona, y con un poco de suerte, quizás descubras que puede que tengamos vivencias, pensamientos o experiencias en común y que hay alguna parte de ti que no conocías y acabes por sacarla a relucir.

Conocerte... Sócrates, Heráclito, Pitágoras... Hace dos milenios ya hacían hincapié en aquel aforismo de "Conócete a ti mismo". Lo usaban a menudo y aunque soy de los que cree que ese "conocimiento" dura lo que dure tu vida, es un buen punto de partida para despejar esa parte de tu mente que tiene interés en mejorar. Como en casi toda la filosofía clásica, si sigue en pie dos mil años después, algo de razón tendrían. Y aunque la filosofía, para mi caso personal ha tenido un peso absolutamente fundamental, y aunque próximamente te recomendaré que le eches un vistazo a algunos libros, este en particular no va de filosofía.

Y no es solo que no tenga un contenido trascendental, como podría ser el 'Manual de vida' de Epicteto (Gracias, Arriano) sino que hecho, este libro tiene muy poco de glamuroso. La ventaja de la inspiración es que puede aparecer en cualquier momento, así que hay que estar preparado para abrazarla cuando llegue. Casi en su totalidad está escrito por mí, de pie y en un documento de Keep en el teléfono móvil mientras tengo algunos descansos en mi trabajo, así que tú dirás. Eso sí, el tiempo y la experiencia me ha demostrado que al final el verdadero poder de las palabras reside en el lector y en el momento en el que las absorbe más que en quién o cómo ha redactado las misma.

Y he aquí el primer punto que tenemos en común. Yo escribo, pero soy mi primer lector, lo que nos pone en una situación de iguales. Con respecto a ti, no sé cómo has llegado hasta este libro. Igual has pensado que la portada era vistosa o que el título tenía algo de ingenio (cada palabra de este libro está escrita apoyándome en esa idea de 'hábitos' que llevo a cabo para cambiar). A lo mejor te lo ha recomendado un amigo o familiar o quizás lo has descubierto por Internet o en algún foro de lectura. Es irrelevante.

—*Yo me he visto aquí de casualidad.*

—Tú estás aquí por otros motivos. Confiemos en que haya algún lector más que nosotros...

Otra de las preguntas que me surgen no es el cómo, sino el porqué. Y de esto sí puedo hacerme una idea, aunque puedo estar equivocado y ojalá lo estuviese.

Me parece obvio que nadie se compraría un libro llamado "Hábitos de cambio" si estuviese feliz consigo mismo. Quizás es la ansiedad, la depresión, el temor a que algo malo pase o a algo malo que crees que va a pasar. A lo mejor tiene que ver con una cuestión física o quizás emocional. Una vez más, el motivo en este instante no nos va a restar ni un segundo de atención de donde estamos. Durante todas las cosas que te voy a contar voy a ser totalmente transparente contigo. Lo notarás a lo largo de cada capítulo y querría empezar ahora. Y voy a ser transparente y directo porque si tengo algo claro es que este libro lo he escrito para mí, o al menos para esa versión mía de los últimos 30 años que ha vivido a la sombra de sí mismo. No tendría sentido que a estas alturas siguiese tratando de mentirme. Lo que me llevó a escribir estas líneas fue el **MIEDO**. Sí, y en mayúscula...

Ten claro que esto no es una cuestión de autocompasión ni de condescendencia. Llega un momento en el que entiendes que cada vivencia que has tenido, por mala o desagradable que te pareciese en su momento, fue totalmente imprescindible para traerte hasta aquí y el hecho de que escriba lo que vas a leer a partir de aquí, solo debería de servir para crearte un esquema mental en el que apoyarte cuando quieras organizar las ideas de cómo puedes empezar y hasta donde puedes llegar. Puede que te sientas identificado y puede que crear que no tenemos nada que ver, pero seamos realistas. Ambos somos personas y seguramente compartamos incluso el estar viviendo en una sociedad parecida. Tiene sentido que entre otras cosas, compartamos inquietudes, dudas o miedos. Así que volvamos a esto último.

«Nadie compraría un libro llamado 'Hábitos de Cambio' si estuviese feliz consigo mismo»

No voy a entrar en nimiedades ni intimidades, así que tranqui, que esta parte acabará pronto. Esto es solo por contextualizar.

Si hay algo de lo que puedo estar seguro hoy por hoy, es de que si hay un término que puede definirme en cuanto a mi vida desde este punto hacia atrás, es **normal**. Normal en el sentido más positivo de la palabra. No puedo decir que haya tenido una familia "grande" en cuanto a miembros, pero he tenido un padre, una madre y una hermana que me han querido y me han dado todo lo posible y a los que les debo muchísimo más de lo que jamás podré devolverles. He tenido amigos cuando era pequeño, he ido a varios colegios, a varios institutos y a varias facultades. He tenido varios trabajos. He salido, he bailado, he bebido, he fumado... He hecho todo lo que se esperaba que fuese **normal** para cualquier persona. Normal al menos para una sociedad como esta.

No voy a contarte aquí la historia de superación que alguien que ha tenido las circunstancias en contra suya. De lo que sería más propio hablar es de la historia de evolución de alguien que ha tenido todas las circunstancias a su favor o al menos no se puede decir que haya tenido una vida difícil y que tiene la sensación de que toda su vida se ha visto atenazada por el **miedo**. Y más adelante descubrirás cómo se relaciona con el cambio y todo lo que incluye este libro.

—*¿Y de dónde te viene ese miedo?*

—Nunca he sabido de dónde ha venido. Hasta donde recuerdo, toda mi infancia fue de lo más común, pero tanto de niño como de adulto y todo el tiempo que pasó entre medias, tengo la impresión de que cualquier cosa que se escapase a mi control me daba miedo, o al menos tenía la extraña capacidad de imaginar siempre el peor de los escenarios posibles fuese cual fuese la situación. Quizás tenía una extraordinaria capacidad de analizar cualquier evento, por minúsculo o intrascendente que fuera. En cierto modo pensaba que eso estaba bien, pero hubo algo que hasta que no pasaron los años que no tuve en cuenta. Aquello estaba minándome por dentro hasta tal punto, que con poco más de 20 acabé descubriendo que estaba en un estado de ansiedad absolutamente incontrolable.

A todo esto tengo que sumarle mi incapacidad de contar nada. Toda mi vida he sido un libro cerrado que irónicamente parece que voy abriendo página a página de este. Da igual lo mal que lo estuviese pasando. Jamás llamaba a un amigo o avisaba a mis padres para contarles que estaba pasando una mala racha, o que me encontraba en un momento de debilidad. Creía tener la capacidad de absorberlo todo.

Eso provocó que año a año, fuese acumulando "malos ratos", lo cual, y dada la situación de las generaciones contemporáneas, era obvio que tenía que desembocar en ansiedad.

Nunca me traté, y solamente tengo "diagnosticada" una crisis que me llevó a urgencias en 2013. Tampoco quiero extenderme en esto. En resumen, como miles y miles de jóvenes con los que comparto generación, era incapaz de gestionar las emociones. Lo cual más adelante se agravaba por los malos hábitos que llevaba.

- Cero ejercicio físico.
- Alimentación deficiente.
- Consumo de alcohol a diario.
- Fumador.
- No dormía.

—Ya voy viendo por dónde van los tiros...

Sí. Y es curioso, pero en aquella época culpaba de mi estado a **mi entorno**. Mi trabajo, o mi pareja, o mis amigos... No me planteaba que quizás la responsabilidad de mi estado era mía. Es importante que sepas que el tiempo me quitó la razón. Todo mi entorno se mantuvo básicamente igual, pero actualmente nada de lo que yo pensaba me genera la ansiedad como antes. Estaba equivocado. La responsabilidad era mía, y no de mi trabajo o la gente que me rodeaba.

Por entonces hice breves acercamientos a, sobre todo, el ejercicio, pero sin muchos resultados, y de manera esporádica y sin continuidad. Luego profundizamos en eso.

Conforme pasaron los años, conservaba esa ansiedad, pero fui cambiando de hábitos paulatinamente. Dejé de fumar y me pasé a vapear, me decidí a empezar a comer algo mejor, dejé de tomar alcohol y bueno, aunque sin ser capaz de mantener la rutina, también fui algo al gimnasio. Seguía teniendo momentos de ansiedad, y aunque no eran demasiados, me fastidiaba que estuvieran ahí. Era más controlable, pero no me encontraba bien del todo.

Y aquí llegamos a una fecha que a lo mejor te suena:

- Marzo 2020 -

—*Y tanto si me suena...*

—Pues imagínate. Desde aquí, cada mejora que pudiese haber experimentado en los últimos años, se fue al traste. A mí, de tendencia hipocondríaco, me tocaba trabajar cara al público desde el primer día con mascarilla, guantes y pantalla enfrentándome a un virus del que nada se sabía y que estaba matando a miles de personas en todo el mundo. Iba a estallarme la cabeza.

En esos momentos todo el mundo lo pasó fatal. Yo llegaba a casa agotado. Directo a la ducha, la ropa en un cuarto específico para ella... Mis niveles de ansiedad estaban por las nubes. Recuerdo estar en el sofá pensando **constantemente** que tenía el virus y que no podía respirar. Que había enfermado. No dormía apenas nada, me costaba comer y por supuesto no hacía nada de ejercicio, primero por las limitaciones y luego por el miedo en sí mismo.

A pesar de todo, de puertas para fuera intentaba llevarlo todo lo mejor posible. En el trabajo estaba animado y hasta bromeaba con los poquísimos compañeros que trabajamos en esa época.

Seguí varios meses con un estado de ansiedad que ahora puedo reconocer que estaba por las nubes, pero controlado. Era mi 'nueva normalidad', al menos hasta que el virus se fuese, mutase o lo que decidiese hacer. Recuerdo que incluso nos fuimos de vacaciones después del verano, pero imagínate. En mitad del campo en el interior de Galicia y obsesionado conque iba a ponerme enfermo. Y tanto va el cántaro a la fuente, que acaba rompiéndose. Cosas de la vida, llegó ese día.

—*Qué faena. ¿Cómo fue?*

- Octubre 2020 -

—Bueno. Hacía 2 semanas que mi pareja y yo volvíamos de estar unos días fuera. Como seguía con el tema virus, tenía la mala costumbre de tener cerca un termómetro y una costumbre peor que era usarlo cada dos por tres. Hasta que en torno a la última semana de octubre, pasó. Me desperté con tos, fiebre y poco a poco acabé con la pérdida total del gusto y del olfato.

No voy a entrar en detalles. Mi novia lo pasó peor que yo, y ambos estamos perfectamente bien. Lo importante de todo esto no es el hecho, sino como hemos visto antes, la reflexión que podemos sacar del hecho.

Ya saliendo de la enfermedad, una tarde estábamos tendiendo la ropa en un tendedero de interior. Tras colocar un par de calcetines, la sensación que tuve podría definirse como un 'absoluto agotamiento'. Y aquello, de repente despertó algo en mí, aunque fue poco a poco cuando fui haciendo de aquello una idea a futuro que fue minando en mí durante meses y hasta el día de hoy.

Lo primero sobre lo que reflexioné es que esa sensación va a ser algo inevitable conforme fuesen pasando los años. Es normal tener cada vez menos energía. Todos, si somos extraordinariamente afortunados, envejeceremos. Todos vamos a pasar por ello. Lo primero que pensé fue que algo podría hacer yo para, no evitarlo, porque eso es imposible, sino para intentar retrasar aquella sensación de total decadencia física, y la única manera que se me ocurría fue hacer una serie de **cambios**. Pero tenía un problema que hemos visto al principio. Llegó la motivación pero no el momento. Tenía encima la losa de la ansiedad, y el haberlo pasado, lejos de aliviar el problema, lo agravó aún más.

Estaba obsesionado con la recuperación, las posibles secuelas y el hecho de que el gusto y el olfato tardaron en volver varios meses. A pesar de hacer una vida aparentemente normal, seguía bajo un estado de alerta que cada vez pesaba más y más.

Así, aún con aquella idea de cambios en la cabeza, se me iba complicando más y más, dado que era incapaz de librarme de las malas sensaciones que tenía por no poder hacer frente a mi relación con el virus y la **hipocondría** (o ansiedad por enfermedad que la llaman ahora). Ya hacía intentos por meditar desde hacía años, pero no funcionaba. Luego te explico por qué.

Y de repente, pasaron algunas cosas que fue lo que supusieron el primer escalón hacia cambiar de rumbo.

- Agosto / septiembre 2021 -

Aquí se dieron dos sucesos en un plazo de tiempo más bien corto que fueron el detonante de dar ese paso adelante con mis hábitos y que se establecerían de ahí en adelante.

Primero, en las vacaciones de verano, me encontré con una técnica de respiración por casualidad en un vídeo en Youtube. Te voy a contar mucho más en detalle dentro de algunos capítulos, pero en resumen me di cuenta de que tenemos más control sobre algunas cosas relacionadas con nuestro estado físico y mental de las que pensamos. Únicamente tenía que ser consciente de que algunos procesos que damos por sentados como la respiración, tienen mucho que ver con nuestro estado físico y anímico, y mejoran si les prestamos la atención que merecen.

El segundo fue encontrarme con un antiguo compañero de trabajo y amigo. Lo vi fantástico. Se había tomado en serio el tema de la alimentación y el ejercicio y estaba espléndido. He de decir que mi cambio real se debe a una conversación de 5 minutos con él en la que no le hizo falta decir nada. Quizás no es ni consciente, aunque alguna vez se lo he dejado caer. Si queréis una historia verdaderamente complicada, preguntadle a él. Es un maldito héroe.

A veces un evento aislado y aparentemente sin importancia puede despertar en ti ideas bastante contundentes.

—*¿Solo eso te hizo cambiar?*

—Esto último fueron los detonantes. Realmente cuando llego al punto de plantearme cambios de verdad es por estar completamente derrotado por la carga tan enorme en tiempo y esfuerzo que llevo encima con la ansiedad.

Desde ese punto, ocurre lo que vas a leer a partir de ahora. No necesariamente estricto en tiempos, orden o importancia. La idea es que han sido varios los cambios que he tenido que tomar para alejarme del malestar, la ansiedad y el miedo. Da igual que sea uno o diez, y da igual que hayan sido inmediatos o día a día. Lo que te cuento es una síntesis de una serie de eventos, nada más.

—¿Y fue muy difícil cambiar de hábitos?

—Sí y no. Al final tomar hábitos diferentes no es lo complicado. En mucho más complejo el lidiar contigo mismo y a veces con los demás cuando decides hacerlo. Si tienes vistas a mejorar, no es algo que se haga fácil o difícil. Se acaba convirtiendo en rutinario si lo mantienes el tiempo suficiente.

Quiero recordarte que este puede haber sido mi caso particular, pero cada uno libramos nuestra guerra. No hay dos casos iguales, así que aunque puedas encontrar similitudes entre mi caso y el tuyo, como siempre, partimos de lugares diferentes, aunque al final queramos el mismo fin, que es sentirnos mejor. Seguro que tienes una historia propia que podrías contarme. De todos modos, recuerda que esto es contextualizar y crear un escenario para poder entender mejor con quien hablamos. Nada de lo que te haya dicho ha sobrado. Cada uno de los momentos que he pasado era imprescindible para que acabase aquí, contándote todo esto. Queriendo hacer cambios.

Más complicado que tomar un hábito es afrontar el cambio.

NOTAS:

3-.
AFRONTANDO EL CAMBIO

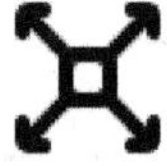

«No podemos cambiar nada hasta que no nos aceptamos. La condena no libera, oprime»

Carl Jung

Si hay un capítulo al que merece la pena dedicarle tiempo y comprensión en el viaje que has decidido emprender, es a este. Quiero que lo primero que hagas sea fijarte en la elección de las palabras del capítulo. Afrontar no es enfrentar. Vas a tener que enfrentarte a infinidad de retos que escapan a tu control y que vienen sin avisar y sin que tú quieras. Este no es uno de esos. Lo estás haciendo porque quieres, y porque quieres tener el placer de hacerlo. Porque sabes que lo que viene va a sentarte bien o porque entiendes que lo que vives ahora no lo hace.

Sé que en esta sociedad en la que prima la inmediatez y en la que todos queremos los resultados de forma inmediata (o que nuestras compras lleguen en menos de dos horas), el decirte que respires, prestes atención y asimiles lo que estás apunto de leer, es complicado. Llevo un puñado de páginas dándote explicaciones y un contexto, hablando de mí y de mi viaje, de ti y del libro. Vamos a llegar a temas más concretos. Vas a poder experimentar, probar nuevos hábitos y vas a ver resultados en cuanto empieces, pero esto es importante. Tenemos que pasar por aquí irremediablemente. Ya lo siento...

—Bueno, dicho así, parece necesario.

—Es fundamental. Son los cimientos y lo que va a hacer que lo que decidas practicar de ahora en adelante deje de ser un objetivo y se convierta en tu hábito. Tu día a día.

Si lo resumo lo suficiente, todo el libro se sustenta en las siguientes líneas que vas a leer. Y no solo eso, sino que absolutamente todo lo que vayas a emprender desde este momento, a todos los niveles de tu vida (físico, emocional...) puede tener en común con los siguientes puntos que vamos a tratar, y que al menos a mí, son los que he conseguido resumir y en los que puedo cimentar cada cambio que se me presente. Estos párrafos sirven para interiorizar la base de lo que va a ser el proceso de **cambio**. Lo pongo en negrita porque a pesar de estar en el título, creo que es una buena idea tenerla presente de vez en cuando.

Tienes "X" años. No nos importa o al menos no es relevante para lo próximo que vamos a tratar ni para donde quieres llegar. Durante estos años, tanto a nivel individual como colectivo, a través de tus relaciones en el colegio/trabajo, con tu familia o parejas, con amigos o incluso contigo mismo en la soledad de tu habitación has construido la persona que crees ser. Y sí, he dicho **crees**. Durante todos estos años has ido interiorizando vivencias, experiencias y sucesos. Has hablado con infinidad de gente. Has pasado por momentos más duros y otros muy buenos.

«Afrontar no es enfrentar»

Todo ello ha hecho que te formes una imagen de ti. Seguramente puedes pensar que tienes claro quien eres, que todo lo que haces lo haces por convicción o usas aquella frase tan recurrente de "Yo es que soy así". Es normal. Eso te aporta dos elementos que para mí fueron fundamentales.

Por un lado, **seguridad**.

"No puedo estar equivocado conmigo mismo, ¿verdad?"
"Soy quien soy y llevo años siendo así."
"Me he criado con no se qué sitio con no se quién grupo."

Seguramente podríamos tratar esas afirmaciones desde un punto de vista filosófico o psicológico. Gente que sabe mucho más que yo hablaría de las sociedades colectivistas o de la *'Persona'* con esa máscara que se superpone a nuestro verdadero Yo y que nos empuja a hacer determinados actos o tener comportamientos concretos por el hecho de encajar en el grupo al que formamos parte, pero ellos lo van a hacer mucho mejor que yo, que en esencia a lo que vengo es a decirte que puede ser una buena idea tratar de entender que esa seguridad que crees tener no va ligada a esa identidad que también crees tener.

—*Sentirse seguro es bueno, ¿No?*

—Lo es, pero solo si realmente te conoces lo suficiente como para sentir esa seguridad sin sacrificar otras cosas más importantes. El sentirte seguro dentro de un grupo que hace malas acciones o que te acoge porque se aprovecha de ti en algún sentido, no lo es.

El segundo punto que creo que es importante es la **desidia**. Imagino que te suenan frases como:

"Nah, para qué voy a cambiar y va a dar igual."
"Aunque lo haga de otra manera no va a importar."
"Con la edad que tengo no voy a cambiar ahora"

—*Esas frases me suenan*

—A ti y a mí. Creo que también es algo común, y esas frases que has leído han salido de mi boca, o al menos han pasado por mi mente y se han quedado como decoración permanente de mi forma de ser. O la que creía que era. Esa desgana que te empuja a no cambiar, pensando que no tiene ningún sentido porque los demás van a ignorarlo o que tu entorno no va a agradecerlo o ni siquiera eso, sino que vas a pasar completamente desapercibido.

Y aquí viene el primer descubrimiento revelador y que hizo que casi me explotase la cabeza cuando lo entendí y que hizo que me liberase de un peso que había estado arrastrando durante décadas. ¿Estás listo?

. . .

NO LE

IMPORTAS

A NADIE

—*Madre mía. Qué mal, ¿no? ¿Eso crees?*

—Estoy absolutamente convencido, pero no lo veo como algo malo en absoluto.

Bueno, voy a darte un par de segundos para que te repongas de semejante contundencia y ahora vamos a matizar estas líneas porque puede que te hayas quedado un poco decepcionado o incluso triste con semejante afirmación y además pensarás que soy un pesimista de cuidado diciendo lo que he dicho, pero como decía al principio del capítulo, es importante que prestes atención, que interiorices bien lo que leas y sobre todo que estés dispuesto a renunciar a alguna de tus creencias más arraigadas.

—*A ver.*

—Me explico, que para eso he escrito todo esto.

Obviamente, y seguro no me equivoco, entiendes que eres un **individuo**, y esta palabra es importante. Eres un chico o chica, hombre o mujer con más o menos edad. Es irrelevante. Estoy seguro de que tienes familia cercana o lejana, o amigos y compañeros de trabajo. Quizás tengas hijos o quizás no. Puede que te guste salir de fiesta o que disfrutes más de un buen libro en soledad, pero con casi total seguridad formas parte de un grupo y con más o menos frecuencia tienes relaciones e interacciones sociales.

Efectivamente, y aunque sea solo por probabilidad, **vas a ser importante para alguien**. Para gente más cercana como pueden ser la familia o amigos íntimos o incluso no tan íntimos o puede que en un momento puntual, por tu trabajo o por decirle las palabra correctas a un desconocido en la calle, seas importante para incluso alguien que no sabía de tu existencia segundos antes. **Tu gente** te quiere, te cuida y se preocupa por ti. Eso es indiscutible.

Cuando uso la frase "No le importas a nadie" no hablo de todos ellos, ya que a toda la gente a la que quieres y los que te quieren a ti, no se les puede incluir en el saco de la palabra *nadie*. Y ese es el verdadero matiz. Cuando lo hago, es para:

- Esas veces que has dejado de hacer algo que te apetecía porque esta sociedad ha determinado que no tienes la edad idónea para hacerlo. Sabes que saltar en una cama elástica es divertido tengas 6 o 60 años.

- Esos momentos en los que te pones algo de ropa que te encanta pero que vuelves a guardar en el armario porque quizás no sea adecuada para la ocasión o simplemente piensas que pueden juzgarte por llevarla.

- Cuando querías dar un paseo y acabaste yendo a un bar que no te gusta a beber algo que no querías mientras hablas con alguien que no te interesaba.

—Todo eso me ha pasado...

—Lo sé. Como a todos. Puedes encontrar más ejemplos como estos si piensas un poco en tu día a día. Los que pongo pueden ser míos, pero insisto en que me parezco bastante a ti. Estoy seguro.

Al final del día, toda esa gente por la que has cambiado de planes, de ropa o de vida, va a volver a su casa, mientras tú, que vas a volver a la tuya vas a tener la sensación de que te has perdido algo por si los demás decían, opinaban o se reían de algo que tú genuinamente querías haber hecho. Tu interacción con ellos va a durar unos instantes pero va a limitarte el resto de tu vida. Empezando por ese momento.

Piensa en ello. No le importas lo más mínimo a esa gente. Y cuanto antes entiendas que la única persona a la que le debes verdaderamente respeto es a ti misma, antes podrás empezar a disfrutar más del resto de gente a la que quieres.

- No eres quien crees que eres -

Esta parte del proceso me parece una de las más delicadas y difíciles de las que he experimentado. No sé de psicología más que lo que podría saber un aficionado que siente curiosidad sobre el tema.

Conozco de manera somera conceptos aislados, pero no te puedo hablar de forma científica y en rigurosa profundidad acerca de los procesos neuronales implicados en el arraigo de la personalidad, o del sentimiento de pertenencia al grupo. Pero a poco que observes a tu alrededor (y más en la sociedad actual, tan polarizada) y a ti mismo, verás exactamente lo mismo que veo yo.

Desde que empezamos a crecer, hay una fuerza irrefrenable que te empuja a crear tu identidad. Empiezas a buscar y a relacionarte con niños que juegan a juegos que a ti te gustan, cuando llegas al momento previo a la adolescencia, pasas a usar una ropa determinada como los de tu grupo, os peináis igual, sigues a los mismos grupos de música o ves el mismo tipo de cine que la gente con la que normalmente te juntas para pasar el rato.

Esto, nuevamente, crea esa sensación de seguridad. Formas parte de un grupo que te protege, te apoya y con el que compartes algo, da igual que sea estética, aficiones o conversaciones intelectuales.

Todos, en la época entre la adolescencia y la juventud adulta nos hemos visto así. Yo he sido 'grunge', 'anarquista' y hasta 'hippie'. Me **definía**. Todo aquello era yo, igual que lo eres o lo fuiste tú, depende de la edad que tengas o del momento en el que estés.

Conforme pasa el tiempo, se llega, o al menos conmigo fue así, a un momento de disyuntiva entre 2 procesos:

Por un lado, hay aficiones o eventos en los que participaba que **dejan de gustarme**. Lo que antes era pura diversión, salir o estar de fiesta hasta las tantas, empieza a pesarme más y más. Llega un punto en el que prefiero estar en casa y no salir o hacerlo por otro ambiente. Descubro nueva música o un cine diferente al que suelo ver con mi grupo, los pantalones rotos por las rodillas ya no me gusta cómo quedan o me aficiono a leer un estilo que no comparto con nadie conocido. Quizás empiezo a salir con alguien o cambio de pareja. Puedes poner el ejemplo que más cercano te quede, pero seguro que te has visto así.

Por otro, y de manera simultánea, tengo un miedo atroz a **perder mi identidad**. Todo lo que soy (o eso pensaba) se basaba en ese entorno, en esa gente.

¿Qué van a pensar de mí?
¿Cómo voy a darles de lado?
¿Si me aparto me quedaré solo?

Y todas esas dudas hace que no avancemos. Ese miedo al cambio, a otras actividades que te sientan bien, pero cuya contraparte es renunciar a la seguridad de quién eras. A aquella frase que abanderaba tan orgulloso: "yo es que soy así"...

Pues me alegro de decirte que no. No eras quien creías que eras. Al menos en el sentido absoluto de la frase. Si te paras a pensar, cada fase por la que has pasado ha sido la suma de diferentes eventos, personas y cambios. No decidiste un día de repente pertenecer a tal o cual "tribu urbana", al igual que no te hiciste seguidor de un estilo musical en dos días ni te hiciste fan de Marvel o de un equipo de fútbol en un fin de semana.

No eres quien crees que eres porque nunca has sido el mismo. Y la paradoja de todo esto y lo mejor de todo es descubrir que no eres quien crees que eres porque realmente eres la suma de todo lo que has sido y lo que elegirás ser en un futuro. Y eso te permite ser quien quieras cada instante.

—*Pero eso parece agotador. Tener que pensar cada momento en lo que soy.*

—Solo si lo enfocas mal. Obviamente hay un una serie de actitudes, patrones o costumbres, sumados a una personalidad que pueden definir parte de lo que haces. A lo que me refiero es que procures no encasillares en el 'quién soy' y te dejes libertad. Lo veremos en el siguiente punto.

Y cuando tienes claro eso, te liberas de una forma inimaginable. Ya no hay nada que te ate. Ese salto al vacío sacrificando la seguridad, te aporta mucho más de lo que podías haber concebido. Ahora no tienes límites con respecto a hacer lo que quieres hacer, ni a explorar nuevos horizontes. Y créeme cuando te digo que entiendo la dificultad de poner en práctica esto de lo que te estoy hablando. Desde que empecé a abandonar el confort de mi grupo, me acostumbré a encontrarme solo, y te anticipo que no es un camino fácil. Me resultaba mucho más reconfortante el no tener que plantearme según qué aspectos de mi vida y de mi aprendizaje, pero aún así, y aún sintiendo en muchas ocasiones que soy una 'rara avis', no me arrepiento lo más mínimo.

El ser consciente de que no soy quien creía ser me descubrió quién soy realmente: Quien yo quiera.

- Despréndete de tus etiquetas -

Las etiquetas que crees que te definen no te las han puesto los demás. Te las has puesto tú y te has aferrado a ellas porque te aterra perder tu identidad. Tenemos una manía irrefrenable a decir cosas como

"Yo es que soy tal cosa"
"Yo soy de tal manera"

Es natural que debido a la mezcla de nuestra genética como a nuestra experiencia de vida y las relaciones que tenemos a diario, vayamos desarrollando algunos rasgos de personalidad. Yo, por ejemplo, soy de tendencia introvertida. No tengo ningún tipo de problema a la hora de relacionarme con cualquiera, de hablar de cualquier tema o de verme inmerso en una aglomeración de gente, pero llega un punto en el que preferiría estar solo o marcharme. Puedo decir que tengo ese rasgo de personalidad.

Lo que no haré será presentarme con esa etiqueta de 'introvertido'.

—*Acabas de hacerlo...*

—*Touché*, pero solo para expresar la idea. Te garantizo que en una conversación con alguien en la calle no usaré la introversión como argumento de presentación.

Me vale de ejemplo cualquier etiqueta, ya sea buena o mala. Me cruzo a diario con gente que me dice que es torpe, perezosa o que se niega a aprender porque es poco hábil con las tecnologías.

Esto despierta una suerte de 'Efecto Pigmalión' que para mí desencadena varios aspectos negativos, y esto en un entorno en el que queremos hacer cambios, es horrible. La profecía autocumplida. Si vas con esa etiqueta de antemano, irás dispuesto a hacerla realidad por poco que te guste. Y eso es muy limitante.

El primero es que dejas de trabajar esa 'etiqueta'. Si dices que eres torpe, vas a dejar de molestarte en ser más hábil. Total, ya aceptas tu torpeza y como abrazas esa etiqueta, justificas todo lo que pase en torno a ella. Yo soy introvertido, pero al no presentarme como tal, tengo la libertad de poder no serlo si me encuentro a gusto en el entorno que estoy.

El segundo es quizás la percepción que proyectas a los demás. Si eres torpe y no lo dices, nadie va a dar por hecho que lo eres.

Estamos hechos para juzgar rápido y a primera vista. Imagino que es una cuestión evolutiva. Cuanto menos tengas que analizar, más tiempo tiene tu cerebro para otras cosas y menos recursos consume. Esto explica que a cualquiera que le presentes tu etiqueta, sea la que sea, no va a plantearse otra cosa que no sea esa. Tú le has dado pie a que te juzgue y va a actuar en base a ello. No va a plantearse que seas de otra forma. Total, mejor que tú no te conoce nadie, ¿no?.

—¿Entonces cómo lo hago? ¿Cómo me quito esas etiquetas?

—No hay nada especial que hacer. Simplemente olvida esas etiquetas que te has autoimpuesto y que no se ciñen a la realidad. Déjate ser, y aunque tengas algunos rasgos definitorios, no los lleves por bandera. No los hagas fuertes, ni los buenos ni los malos. Deja que la gente te descubra, pero no por ellos, sino por ti, por no hacerte fuerte en algo que puede no ser lo verdadero y que se sustenta en la inseguridad o la falta de autoestima.

Esto tienes especial relevancia en temas bastante serios como una entrevista de trabajo. En algunas, puede que te pregunten cuáles son tus debilidades. No vamos a mentir nunca, ni para bien ni para mal. Déjate ser quien quieras.

- Sé honesto contigo mismo -

Suelo usar una frase cuando charlo con amigos o familiares sobre este tema. *"Al final del día, eres la última persona con la que te vas a la cama"*. Puedes mentirle a los demás. Hablarles de lo bien que lo estás haciendo y de lo mucho que te estás esforzando. Puedes usar una app en la que pongas los pasos que caminas al día o cómo te estás alimentando. Puedes subir a tus redes sociales fotos y vídeos que muestren ese ejercicio tan intenso que has aprendido o ese plato de comida saludable que has preparado. Puedes mostrarle al mundo un instante detenido en el tiempo para que los demás opinen, pero los demás no nos importan.

Al final del día no hay más juez que tú. Ten esto claro.

No puedes mentirte. Es imposible, y cuanto antes lo interiores, más libre serás. Hay algo casi mágico cuando eres capaz de aceptar frente a ti que ese día no has hecho tanto ejercicio como pretendías o que has comido algo que no tenías en tu plan. Y es tan especial porque, como veremos dentro de poco, vas a fallar. Fallarás decenas de veces y cuanto antes aprendas a ser honesto contigo, antes aprenderás que el fallo forma parte del camino como parte inseparable del mismo.

—*Pues la gente pone fotos de sus méritos por todas partes.*

—Y está bien si a ellos les hace sentir mejor. Aquí ni siquiera me refiero tanto a eso. Que alguien ponga una foto en lo alto de una montaña porque se siente bien después de haber realizado un gran esfuerzo, es estupendo. Y fíjate. Si sube esa misma foto pero ha subido a la montaña en coche sin esforzarse pero quiere hacer ver que sí lo ha hecho, también está bien. Es probable que engañe a todo el mundo, pero este apartado va de honestidad. Llegará a casa, y en su fuero interno sabrá que ha mentido, que no se ha esforzado y que ha usado las redes para aumentar su ego cuando de haberlo hecho de verdad, aún siendo más costoso, la recompensa sería mil veces mejor que un simple puñado de '*likes*'.

Sé honesto. Dite la verdad. Verás que afrontar la verdad es mil veces más fácil que enfrentar la

mentira. Solo tienes que rendirte cuentas a ti mismo
y a nadie más. Al final del día...

«Verás que afrontar la verdad es más fácil que enfrentar la mentira»

- **Comprométete** -

Volvemos a unir los puntos en el camino. Has llegado
hasta aquí. Estás leyendo estas palabras y a estas
alturas ya tienes claro que hay cosas que quieres
cambiar. En este proceso, una de las cosas más
importantes que he aprendido ha sido el concepto
de compromiso conmigo mismo. Y vuelvo a hacer
énfasis en el "conmigo mismo". Comprometerte con
los demás no va a hacer que cambies tú, por muchas
personas a las que implique o se lo cuentes. Y es así
de sencillo porque es imposible que pases con

alguien el tiempo suficiente como para que ese compromiso sea constante. ¿Sabes con quien estás todo el rato y al que puedes involucrar en el proceso?

—*Conmigo y a mí...*

—Efectivamente. **Tú**. Ten esa conversación contigo mismo que tan bien viene de vez en cuando. Comprométete a estar mejor. No a cosas materiales, físicas o triviales. Comprométete a cambiar si no te gusta cómo estás. A esforzarte en hacer cosas que aunque sabes que requieren tiempo y trabajo, van a llevarte a un estado mejor. Comprométete a aprender, a ser más atento con los demás pero sobre todo contigo mismo.

Y sobre todo, comprométete a avanzar. Ir hacia adelante es opcional. Ir hacia atrás también. Comprométete a ser cada vez mejor contigo y a que lleves a cabo cada decisión que tomes de manera reflexiva.

—*Al final, ¿esto está relacionado con la honestidad? Si me comprometo conmigo no puedo ser deshonesto.*

—Efectivamente. Ya me vas pillando el ritmo.

- Permítete fallar -

Ya lo hemos comentado antes. Si has decidido hacer algunos cambios en tu vida, adelante. Pero piensa que una relación verdaderamente saludable es un equilibrio entre el compromiso y los errores. Vas a probar cosas que no te llenen del todo, que no sean de tu agrado o que simplemente no sean lo tuyo por el tiempo que tienes o tu situación. Es por eso por lo que no hay una fórmula del éxito genérica y para todos igual. No te frustres. Frustrarte no va a cambiar el fallo, y siempre que tengas claro tu compromiso, un cambio de planes puede suponer un aprendizaje o una reflexión que no habrías tenido de haber forzado una situación que no querías.

—*Entonces, ¿Fallar es bueno?*

—Depende del enfoque. Puedes permitirte no ir ese día al gimnasio, porque has querido ir a dar un paseo o a ver a una amiga. Puedes comer algo que se salga de tu normalidad y disfrutarlo enormemente precisamente por eso, porque no es lo normal. No debería de haber ninguna dieta tan rígida que no pueda hacer que te permitas algún día fuera de lo común. Y esto lo he aprendido a base de fallar con dietas.

—*La gente falla mucho en las dietas*

—Ni te lo imaginas. Nadie nos enseña el valor de comer bien. Luego vamos a ir a ello en detalle.

Soy muy estricto con muchas cosas, pero he descubierto que no es buena idea dogmatizar nada hasta el punto de no tener un poco de flexibilidad. Si no como azúcar desde hace años y un día voy a un cumpleaños, pruebo la tarta. Sé que no es particularmente saludable, pero mi cuerpo también lo sabe. Me he dedicado a entrenarlo durante meses precisamente no atiborrándolo a diario con él. ¿Y qué pasa? Pues nada. Disfrutaré de ella, y al día siguiente seguiré con mi rutina que no incluye azúcar. Ni malestar, ni remordimientos ni nada. Libertad absoluta.

Con rutinas de ejercicio u otras prácticas pasa igual. Si un día tienes un plan mejor, déjalo para otro momento. Te aseguro que es mucho más sano hacerlo así que maltratarse por fallar, y nuevamente lo sé porque he sido ese tío que se ha 'fustigado' por no hacer algo como creía en un momento determinado.

—¿Y permitirse fallar no es peligroso?

—Puede serlo. Ahí entra en lo bien que te conozcas a ti mismo. Permítete fallar siempre que sea un momento puntual en una rutina saludable y ten en cuenta que perder el foco es tremendamente fácil. El no hacer deporte llama a la pereza igual que el comer mal llama a la mala alimentación. Si te conoces lo suficiente como para marcar tus líneas, salirte de ellas esporádicamente sólo va a beneficiarte.

- Escucha a tu cuerpo -

Y escúchalo bien. Es más difícil de lo que parece, y te lo digo yo que he pasado años y años pensando que me estaba diciendo casi que "me estaba muriendo" y fallaba sistemáticamente por culpa de la ansiedad y la hipocondría. Eso sí, hasta hace nada lo creía a pies juntillas. Este caso es particular. He sufrido de ansiedad durante casi toda mi vida y había un matiz que hizo que entendiera este apartado y que no fue hasta hace relativamente poco que acabé interiorizándolo.

Cuando tienes ansiedad, no habla tu cuerpo, sino tu ansiedad. Lo que hace es poner a nivel físico aquello que esa parte de tu mente prepara con esmero para hacer que te preocupes y te tenses, pero está mintiendo. Repito, en este caso no es tu cuerpo.

Cuando cambias tus hábitos, sea del modo que sea, hay un cambio profundo en tu mente, en tu cuerpo y en todos los niveles. No digo que sea para bien o para mal. Eso siempre depende del cambio y sobre todo de tu enfoque. En el momento que nos ocupa, entiendo que quieres hacer un cambio para bien, pero no siempre vas a tener buenas sensaciones, al menos en un primer momento. Seguramente te sientas mejor, más enérgico y con fuerzas, con más claridad mental y tengas más aprecio por aquello que haces, y si tus cambios son positivos, a pesar de que el camino no siempre sea fácil, el cómputo general sea que te alegras del rumbo que estás tomando.

—*¿Y cómo se interpreta al cuerpo?*

—Tu cuerpo constantemente va a mandarte señales de todo tipo. Tu mente también, pero uno de los trucos es aprender a distinguir los mensajes de uno y de otro. Algunas serán más agradables, otras pueden ser un aviso de que algo malo pasa. Quizás haya algunas sensaciones que sean nuevas y otras que den bastante miedo. Yo he pasado por todas, y lo mejor es que como con cualquer persona, con tu cuerpo vas a poder tener una relación de tú a tú en la que tal sea tu entendimiento del mismo, que seas capaz de entender perfectamente lo que le pasa y discutir con él cuál es el camino a seguir.

—*¿Puedes ponerme algún ejemplo? Por favor.*

—Has tomado la rutina de entrenar, ya sea fuerza, cardio o cualquier otra disciplina. Te levantas de la cama y ese día notas que, al menos, no estás como el día de ayer. Quizás hayas dormido mal, o la digestión de la cena te haya resultado pesada. Puede ser que estés 'incubando' un resfriado... Pues bien, en ese caso podrás pararte a pensar:

"¿Es pereza o estoy realmente mal?"

"Si hoy no voy tampoco pasa nada."

"Buff, mejor me quedo viendo la tele."

"Mañana voy. Total, por un día..."

La primera pregunta es una buena manera de empezar a analizar qué es lo que está pasando en tu cuerpo. Presta atención a la respuesta. No entrenar un día está más que justificado, incluso por los motivos más perezosos, pero tú, que ya has aprendido (o estás en ello) a escuchar a tu cuerpo, saber que la pereza y la flojera son malas compañeras, aunque tremendamente poderosas, pero también sabes que lo único que necesitas para vencerlas es un primer paso. Sabes que tu cuerpo reacciona de manera extraordinariamente buena al ejercicio. También sabes que hace que te sientas más enérgico y lúcido el resto del día. Pero, también puedes estar verdaderamente malo, y tu cuerpo te está diciendo:

"Oye, hoy te quedas en casa que tengo que destinar la energía a curarme."

Es ahí donde tienes el poder de esa capacidad. Vas a saber identificar cuándo es momento de cada cosa.

Otro ejemplo, en este caso más personal aún. El 31 de diciembre de 2020 noté un escalofrío bastante raro durante la cena de nochevieja. Fue una sensación muy extraña, nueva y completamente desconocida. No me encontraba particularmente mal, pero algo me recorrió el cuerpo de arriba a abajo esa noche. Tuve la sensación de que perdía el sentido durante un segundo y acto seguido se pasó. En ese momento yo no tenía demasiada práctica. La ansiedad y la hipocondría tomaban el papel protagonista y me dejaban a mí a un lado. No obstante, seguí cenando y me fui a la cama más o menos pronto.

Al día siguiente estuve con el cuerpo, como suele decirse, 'cortado', y desde el día 2 al 8 de enero fueron probablemente de los días en los que más enfermo he estado en mi vida.

—¿Y escuchaste a tu cuerpo?

—No, ni en broma. Estaba tosiendo, con fiebre y un malestar como nunca, y a pesar de ello estuve yendo a trabajar en los que son con diferencia los días de más trabajo de todo el año y fui al gimnasio por las mañanas todos esos días. No ha sido hasta mucho tiempo después cuando he comprendido el concepto de descanso, a diferenciar flojera y pereza de enfermedad y a actuar en consecuencia. Después de aquellos días, estuve 'convaleciente' varios más. Entre el trabajo y el estés físico, mi cuerpo y mi mente habían estado sometidos a una tensión descomunal. Hoy por hoy tengo claro que hubiese dedicado gran parte del tiempo a escuchar lo que me decía mi cuerpo. Habría pedido la baja y dejado de ir al gimnasio hasta que mi cuerpo me diese permiso. Sin más.

—*En ese caso sí se veía más claramente lo que quería decirte tu cuerpo.*

Sí. Con total claridad. Y el último ejemplo que te pongo, pero creo que con estos tres se entiende bien la clave de este epígrafe. El comer o no comer. Como luego verás, la alimentación, o más bien el cambio en la alimentación, ha sido un soporte clave para todos los cambios que he ido experimentado a lo largo de estos meses/años. Y al cuerpo no le gustan mucho los cambios a la hora de comer. Prefiere que estés todo el rato con malestar a tener que hacer las cosas de otra manera. Lo bueno de todo esto es que se le puede entrenar. A fin de cuentas, eres tú quien alimenta a tu cuerpo, y como es una máquina que se va a agarrar a la supervivencia, por poco que le guste, termina adaptándose perfectamente a lo que tú le digas. En mi caso, uno de los puntos claves al hablar de alimentación y sensaciones en el cuerpo han sido los ayunos voluntarios. Suena más grande de lo que es. Créeme. En resumen, porque luego lo veremos en profundidad, es pasar de comer 5 veces al día a comer 2 o 1. Siempre cumpliendo los requerimientos calóricos que necesitas. Quieres cambiar a mejor, no destrozarte. Y comer menos es mejor. Hay infinidad de literatura científica al respecto.

—¿Y cómo se relaciona esto con escuchar a tu cuerpo?

—Pues porque al principio te manda señales en forma de hambre, falta de energía o incluso irritabilidad. Pero tu cuerpo no te está mandando un mensaje de auxilio porque necesite comer. Te aseguro que no.

—Entonces, ¿Qué te está diciendo?

—Que le has cambiado sus patrones. Que está a disgusto y que quiere que comas. Cuando lo entiendes y sigues con tu proceso de alargar las comidas, te das cuenta de que a poco que entrenes, tu cuerpo cambia esos mensajes, te encuentras mejor y más activo. La flojera se ha transformado en energía y la irritabilidad en claridad mental. Has escuchado a tu cuerpo y aunque al principio no te gustase lo que te estaba diciendo, hacía falta dejar pasar algo de tiempo para cambiar el mensaje.

Aunque a veces hay que claudicar y rendirse a él. Una de las experiencias más gratificantes que he tenido ha sido el hacer un ayuno de 72 horas y que es algo que no recomiendo a nadie a menos que tengas un seguimiento hecho por especialistas o tengas base suficiente como para llevarlo de manera segura. **Hay que comer**. No vayas a tomar esto como una invitación a hacer alguna estupidez.

Experimentas sensaciones nuevas, exploras los límites de tu cuerpo y descubres que tan eficiente es esa máquina que te sostiene que incluso puedes hacerte decenas de kilómetros de ruta o entrenar en el gimnasio sin consumir alimentos.

—¿Entonces puede darte señales negativas que luego vayan a positivas?

—Pues ahí está la clave. En escuchar a tu cuerpo. En ese periodo aprendí a cuándo me pedía consumir electrolitos, a cuándo prefería que no entrenase, y sobre todo, a cuando **parar**. Cercano a las 72 horas, la primera vez que hicimos este protocolo, mi mujer y querida compañera en este mi viaje experimentó una sensación bastante desagradable. Tenía temblores, estaba débil y sintió un malestar que según palabras de ella: *"Es muy difícil de explicar."* Obviamente la solución es sencilla. Vas y comes. Esa señal no es pereza ni falta de ánimo. No es rendirse. Es una señal de tu cuerpo diciendo claramente *"Querida… A comer que ya está bien."* Y ya está. Automáticamente y haciendo caso al mensaje entiendes que por mucho que tú mandes, tu cuerpo tiene la última palabra y tienes que obedecer.

Con este punto, y para resumir, se te tiene que quedar grabada la idea de que identificar las sensaciones que tienes va a ser una herramienta excepcional para llevar a cabo los cambios que te propongas en cualquier ámbito.

...Venga, toma algo de aire...

NOTAS:

4-. SOBRE COMER

—¿Sobre comer? Yo como sano...

—Ya... Tú y todos. Es curioso lo extremadamente difícil que resulta dar con alguien que acepte que come mal o que al menos se plantee si está haciendo las cosas correctamente. Yo el primero.

Si ha habido algo que ha que me ha cambiado a los niveles más profundos, ha sido sin duda (y sin que yo lo esperase) la alimentación. Para mí, pilar fundamental de todo lo demás. El comer bien ha hecho que todo el resto de aspectos relacionados con mi salud se vea potenciado.

- En el ejercicio: Levanto más peso, tengo más energía y más resistencia.

- En el descanso: Duermo mejor, más profundo e incluso momentos como la siesta han desaparecido como "necesidad".

- A nivel mental, ha hecho que desaparezca esa sensación de malestar que suele provocar el clásico 'pellizco en el estómago'.

Vaya por delante que lo que voy a exponer aquí es lo que me hubiese gustado que me contasen a **mí** , que me ha funcionado a mí y que puedo recomendar en mi caso. Con esto quiero ser meridianamente claro: **Consulta a un especialista**. La alimentación y la nutrición son amplísimas y cada uno de nosotros somos diferentes. Puede que los alimentos que me han hecho estar más saludable no te sienten bien, no te gusten o no los tengas a mano. Esto va de hacer cambios, no de hacer los míos.

Después de haber pasado por diferentes dietas, una pérdida de peso de 30kg hace años y haber comido de todo en este tiempo, he llegado a varias conclusiones que vamos a desarrollar juntos en un momento.

1- Comer no es nutrirse.

Cualquier cosa que puedas ingerir es un alimento. Como tal, tiene la capacidad de saciar tu hambre y si ya afinas un poco más y eres capaz de elegir inteligentemente, acabará nutriéndote, que al final es el objetivo primero y último de alimentarse. Entre medias está el disfrutar de ello, que por supuesto también es algo que hay que hacer y que jamás hay que negarse.

Este punto, como todos, requiere que pongas de tu parte, sobre todo a nivel de aprendizaje, y es importante porque como he dicho antes, la alimentación **nutritiva** va a ser el pilar sobre lo que construir todo lo demás. Más adelante y de forma más esquemática quiero enseñarte lo que a mí me ha ido bien, pero podría decirse sin ninguna duda, que nada de lo que necesitas comer viene envuelto en una bolsa de plástico. Alimentos naturales, de esos que puedes encontrar en un mercado de barrio, de los que se compran a granel o que están en un cestillo de mimbre, no importa si en tu mercado de barrio o en una gran superficie. Puedes comprarlos en cualquier sitio, pero te aseguro que lo que va a hacer que estés verdaderamente saludable por dentro, no está en una balda de supermercado con colores llamativos ni dibujos de animales antropomorfos con una sonrisa...

Y hablando de animales. No sé si tienes mascota o no, pero quiero que reflexiones sobre algo. Tanto si compartes tu vida con un animalito como si no, te habrás dado cuenta de que como sociedad pasamos una cantidad de tiempo considerable buscando y comprándole a nuestro perro/gato/pez o cualquier compañero animal que se te ocurra esa comida que crees que le sienta bien, que sabes que tolera mejor y que hace que tu fiel compañero esté feliz con ella, hay anuncios en televisión constantemente que te hablan de la mejor alimentación para tu mascota y los beneficios para su salud de un buen pienso o lata de comida y sin embargo cuando tenemos que hacer lo mismo para con nosotros, compramos la primera porquería insalubre que sabes que va a hacer que tengas dolor de cabeza, que se te hinche la barriga o que te va a costar una desagradable visita al baño... ¿No te parece curioso?

—Hay piensos para gatos que tienen mejor pinta que mi comida.

—Y que lo digas.

Tendemos a preocuparnos más por los que están a nuestro cargo que por nosotros mismos. Bien, pues piensa que si tú no estás en condiciones óptimas, difícilmente vas a poder hacerte cargo de nadie como se merece. Busca alimentos que te nutran. Aprende a reconocer qué es lo que comes, diferencia entre nutrientes y prueba qué tal te sientan. Todo eso hará que te sea mucho más fácil comer de ahora en adelante.

2- Si no hay, no se come.

Este quizás sea el punto en el que he hecho más hincapié a nivel personal. ¿Cuántas veces has ido al frigorífico a deshoras para ver si había algo que llevarte a la boca? En la inmensa mayoría de las ocasiones has vuelto con las manos y la tripa vacía, pero, podría ser peor... ¿Y si hay algo verdaderamente goloso que comer? Pues que te lo vas a comer. Da igual lo que sea, puede ser un dulce, un refresco o unas patatas fritas, pero te garantizo que en la mayoría de las ocasiones no va a ser nutritivo por muy alimento que sea, y me resultaría raro que fueses a por una zanahoria o un plato de fresas...

Mi solución fue simple: SI NO HAY, NO SE COME. No he sido alguien al que le guste pelearse con su fuerza de voluntad, en ningún ámbito. Si lucho con ella puedo perder, y ya te digo que ganar es extremadamente difícil y que tu subconsciente encontrará la manera de justificar el haber perdido. Para ello opté por no tener que confrontarla, por ejemplo en este caso. Al fin y al cabo somos animales bastante perezosos, así que usé eso en mi favor. La mejor manera de no comerme un, por ejemplo, trozo de tarta, fue no teniéndola a mano en el frigorífico. Podría ir a comprar, claro que sí, pero, ¿merece la pena el tener que vestirme e ir andando o en coche a comprar un trozo de tarta justo en este momento?

—*Seguramente no.*

—Pues para la mayoría, no. Te apetece, es verdad, pero... Nah. Seguramente vuelvas al sofá y en 2 minutos se te haya olvidado las ganas que tenías de darle un bocado a esa tarta (ahora imaginaria). ¡Voilá! Una victoria que apuntarte, ¡y sin luchar!

—*Suena a lo que haría si fumase. No tener tabaco cerca.*

—Fue exactamente como lo hice yo con lo mismo. La magia es que funciona con cualquier cosa que te resulte adictiva. Tenla lejos de tu alcance y no tendrás la tentación de consumirla.

Pues así con todo, y sea lo que sea eso que te ata, te puedes librar de ello únicamente no teniéndolo cerca.

3- Si te sienta mal no lo necesitas.

Gran parte de mi trabajo con mis hábitos ha sido el de el autoconocimiento. He probado diferentes alimentos y me ha provocado diferentes sensaciones. Alimentos que me sentaban mal han resultado ser alimentos que ahora 'me caen bien' al estómago. Alimentos que pensaba que eran saludables, resulta que he terminado descubriendo que me provocaban hinchazón y malestar. Quiero insistir. Cada uno tenemos nuestro cuerpo y nuestro sistema digestivo. Estudia el tuyo.

Esto no es una guía general. Aunque hay una serie de alimentos que por norma general son poco agresivos con las digestiones, las guías generales no sirven de nada a largo plazo. Es mi experiencia y aunque puede parecerse a la tuya, todos somos diferentes.

Tengo que decir que hay algo curioso cuando uno empieza a comer de manera saludable y lo hace durante el tiempo suficiente. Es posible que esto de comer lo tome como un cambio realmente significativo porque para mí supuso el punto de inflexión que puso fin a más de 30 años de incomodidad, pesadez y digestiones imposibles que yo daba por algo 'normal' y que efectivamente he acabado descubriendo que no era para nada normal.

Cuando empiezas a cambiar de dieta, comienzas a

darte cuenta de que hay elementos que dabas por hecho como tuyos que dejan de ser lo normal y que no fue hasta entonces que me dí cuenta de que me habían acompañado desde que tenía memoria y que empezaban a desaparecer.

Repentinamente, vi que dejando de lado 3 o 4 alimentos de los que había consumido históricamente incluso convencido de que eran perfectamente saludables, me sentía mejor. Muchísimo mejor. Luego te dejo un pequeño listado de mi comida

Observé justo al principio de empezar en serio tres sucesos que me animaron a seguir adelante con el hábito de comer mejor y sobre todo, de informarme más y probar.

El primero fue que se incrementaron mis niveles de energía. Noté que al final de la tarde, justo antes de cenar, mantenía un nivel energético que jamás había experimentado. Solía llegar a esa hora arrastrándome. A mitad de jornada en el trabajo tenía la costumbre de merendar fruta, en aras de tener algo más de energía, y esa merienda era mi 4ª comida al día. Imagina la sensación cuando junto el ayuno y llego con mil veces mejor ánimo a la cena habiendo comido solo una vez en vez de cuatro.

En segundo lugar, me sentía más ligero. Es una sensación complicada de explicar. Sentía que tenía ganas de saltar, de subir escalones o de pegar un sprint. No era tanto la energía como el sentir que me costaba mucho menos desplazarme. Andaba más rápido y decidido, era como si me deslizase y tenía la sensación de casi flotar.

Y al inicio hubo un tercer punto que fue uno que no esperaba y que nadie me había contado. Pensaba que la siesta me venía casi impuesta genéticamente. Quizás el ser andaluz tenía algo que ver... Pero tópicos y bromas aparte, dejé de dormir la siesta que para mí era algo casi inevitable. De repente acababa de comer y por algún motivo que desconocía, ya no estaba 'cansado' después de comer. Sigo reposando la comida siempre que puedo, ya que me parece un hábito de lo más saludable, pero hoy por hoy es raro el día que duermo, y si lo hago, no pasa de 10-15 minutos.

Si te fijas, aún no he hecho referencia alguna a la pérdida de peso como parte positiva del cambio de hábitos. Después de la pérdida masiva de peso de hace unos años, siempre me he mantenido en lo que se llama 'normopeso', así que desde el principio tuve claro que el cambio de alimentación tenía que ir clarísimamente enfocado en la salud, en encontrarme mejor y en definitiva, en sentirme bien.

Y como era de esperar, cuando cambié de hábitos alimenticios, empecé a cambiar los demás.

—Así apetece ponerse a comer sano.

—Bueno, esas sensaciones suelen ser comunes a todos a la hora de cambiar la alimentación. Menospreciamos el valor de la comida cuando cada átomo de tu cuerpo está formado por aquello que comes.

—Visto así...

—Así lo he experimentado yo. Además, suelo pensar en mi cuerpo como un 'medio de transporte'.

—¿Puedes explicarte?

—Imagina tu cuerpo como ese recipiente que te contiene. A ti mismo. Es una herramienta. Una máquina que va a llevarte a donde quieras ir. Si tienes coche, moto o cualquier vehículo, imagino que le pasarás las revisiones, le echarás de vez en cuando combustible del bueno, le cambiarás el aceite y comprobarás el agua... Y al igual que con las mascotas, ¿Por qué no haces lo mismo contigo mismo?

Es muy sencillo. Tienes el cuerpo que tienes. De aquí a que mueras es la herramienta más valiosa que vas a poseer. Te va a servir para llegar a donde quieras, para comunicarte con los demás, para defenderte si hace falta... Y tiene que durarte lo máximo posible. Si en esencia la alimentación va a formar cada célula de la que estás hecho, ¿Por qué nos preocupamos tan poco de lo que comemos?

—Imagino que la sociedad y los anuncios tienen algo que ver.

—Estoy seguro. Pero recuerda que no somos la sociedad. Somos parte de ella, pero somos individuos. Da igual lo que te cuenten. Si tienes el conocimiento, y si estás leyendo esto, al menos tienes el interés, la sociedad no tiene por qué llevar razón. Lo arreglan todo con un cartel de *"Cómete este bollo ultraprocesado pero camina 20 minutos al día"*. Te dejan a ti el malestar y listo. Ya no es su problema.

—Y entonces, ¿Qué es bueno comer?

—Te lo diré una y mil veces. Consulta a un especialista. Voy a dejarte una lista de alimentos que consumo en mi día a día, pero más como pautas generales de mi experiencia que como dietario. No voy a hablar de calorías, de dietas específicas ni de protocolos nutricionales. Son alimentos naturales, sin procesar y que son perfectamente saludables. Ya decides tú por dónde empezar.

Además, aunque te deje la lista, para el verdadero cambio, he comprobado que es muchísimo más importante lo que dejas de consumir que lo que incorporas. El enfoque del cambio de hábitos en la alimentación debería ir enfocado a dejar de consumir cosas malas que a consumir cosas saludables.

—*Es lógico.*

—Pues no te imaginas lo que cuesta darse cuenta al principio. De todas maneras, quisiera hacer énfasis en la idea de que es mejor eliminar cosas malas que añadir cosas buenas. Hay una especie de tendencia a abrazar los "súperalimentos" (que básicamente es comida saludable) y no rechazar la comida basura. Es más importante prescindir de lo malo que consumir lo bueno.

Y por supuesto, para estar saludable no necesitas buscar unas algas de un mar remoto del océano Pacífico ni una planta que cuelga de un precipicio en un país remoto de oriente y que se recolecta una de cada cuatro lunas llenas...

—*Qué cínico...*

—Te sorprenderías de los titulares que leo cada día sobre alimentación saludable.

En fin, que me pierdo. Vamos al lío con los alimentos que consumo en mi día a día.

- <u>Lo que sí</u> -

- *Carnes*

Cualquier tipo de corte, y a ser posible, carnes de cercanía y de pasto. Al final la calidad va a determinar en parte el cómo te siente de bien. La carne es uno de los pilares en los que sustento la dieta. Buenas proteínas y buenas grasas. Intenta siempre que sean de calidad.

Y por supuesto, las salchichas frankfurt, hamburguesas y demás procesados, siendo carne, no cuentan. Si quieres hamburguesas te compras un buen trozo de carne y que te la piquen y te la haces tú.

Dentro de lo que consumo habitualmente, tanto carnes blancas como rojas:

Pollo	Cerdo
Pavo	Cordero
Ternera	Huevos*

Como fundamental, aunque quizás es más complicado de incorporar si no se está acostumbrado, la casquería (los órganos). Increíblemente nutritivos. *Los huevos los pongo aquí por conveniencia.

- *Pescados*

Pues lo mismo que con la carne. Aquí incluyo todo aquello que viva nadando por el agua, tanto dulce como salada. Mariscos, moluscos y pescados.

Priorizo los pescados grasos, y el salmón entra casi cada semana en lo que comemos en casa.

Salmón	Merluza	Pulpo
Sardinas	Almejas	Mejillones
Trucha	Langostinos	Lenguado

- *Verduras*

Dentro de las verduras, hay infinidad que uso como base de mi alimentación. En casi cada comida pongo algo de verdura sea del tipo que sea de las siguientes. Incluyo setas y elementos que no son estrictamente verduras en este grupo.

Espinaca	Lechuga	Calabacín	Espárragos
Alcachofas	Champiñón	Canónigos	Rúcula
Kale	Berenjenas	Cebolla	Pimiento
Shiitake	Acelga	Brócoli	Coliflor

- *Frutos secos*

Hay varios de estos alimentos que usamos mucho en casa. Sirven como aderezo de ensaladas, para darles un toque crujiente o simplemente como snack. No suelo abusar de su consumo, aunque no me privo si me apetece.

Almendras	Nueces	Pecanas
Avellanas	Pistachos	Anacardos

- *Semillas*

Esto vale tanto para salsas como para ensaladas. Le da a las comidas un toque tostado y bien rico.

Chía	Calabaza
Girasol	Sésamo

- *Lácteos*

Leche como tal, no bebo desde hace años. Dentro de mi proceso, he descubierto que, aún sin ser intolerante, los lácteos me inflaman y me dificultan las digestiones, así que los limito e intento comerlos pero siempre con moderación.

Yogur griego	Kéfir	Queso curado

- *Frutas*

Antes buscaba en la fruta ese alimento saludable y nutritivo que podía tomar a todas horas sin pensarlo. Actualmente he reducido bastante el consumo de fruta, y aunque sigue siendo bueno, no necesariamente tiene que ser lo óptimo. Aunque no voy a anularla del todo, ahora tomo las que son naturales de la época.

Aguacate	Aceitunas
Frutos rojos	Fruta de temporada
Tomate	Coco

- *Extras*

Alimentos que no pongo en una tabla por no encontrar un buen sitio o por no consumirlos dentro de mi normalidad hay varios. Desde carnes como el jamón serrano, la morcilla o el chorizo casero y los torreznos hasta salsas o acompañamientos como mayonesa que hago con aceite de oliva, chocolate o mantequilla de cacahuete. Estos alimentos, de manera puntual y siempre caseros. Nunca compro nada que venga ya hecho si puedo hacerlo yo mismo. Al final te acostumbras y sale más barato, más rico y sobre todo y por encima de lo demás, más sano.

—*Parecen alimentos bastante comunes y fáciles de encontrar. Esperaba comida exótica y 'súperalimentos' como ponen ahora en los artículos de los periódicos.*

—No voy a decirte que huyas de esos 'superalimentos', pero sí te pido que desconfíes de que un periódico te hable de alimentación. Quieren el click fácil y la visita guiada por tu curiosidad. El huevo es un 'ultramegasúperalimento' y lo tienes a mano en cada esquina. No hace falta que vayas a una isla perdida en el Pacífico a buscar un alga que dicen que alarga la vida...

—*¿Y todos esos alimentos me sentarán bien?*

—Al final de explorar tu propia experiencia, vas añadiendo y eliminando diferentes alimentos en base a lo que te vaya sentando mejor o peor, según el lugar en el que vivas puedes tener más o menos acceso a según qué alimentos o incluso, según la región estarás acostumbrado a alimentarte de forma tradicional. Es tu vida, tu cuerpo y tu alimentación. Es posible que te alimentes con productos medianamente buenos y el problema sea lo que consumes y no deberías de consumir.

—*¿Y esos cuáles son los que no?*

—Es difícil ser concreto...

- <u>Lo que no</u> -

Tú ya sabes lo que no, igual que yo. Lo sabía porque me sentaba mal, porque lo comía con ansia o porque justo después de comerlo tenía una sensación de culpabilidad tal que me duraba horas.

Y mucho cuidado con este apartado. Cuando hablo de *"Lo que no"* **no me refiero a alimentos prohibidos**, vetados ni nada que haya que eliminar de manera irremediable de tu dieta. En mi caso, suelo buscar de manera intuitiva que lo que como cumpla tres reglas básicas para decidir si lo tomo o no.

1- Que me aporte a nivel nutricional.
2- Que me siente bien.
3- Que esté rico.

Por ponerte algunos ejemplos concretos, hay alimentos como el pan que no tomo por varias razones. La primera es porque me sienta mal, y tengo comprobado que al comerlo paso unas digestiones pesadas y poco agradables. Por otro lado, no me parece rico nutricionalmente aunque hay que reconocer que es sabroso dependiendo de si es un buen pan. Eso sí, si puedo elegir, elegiría algo que me aporte más dentro de las tres reglas que comentaba.

—*¿Eso que quiere decir?*

—Pues que en ocasiones contadas, no voy a rechazar unas buenas croquetas caseras, un 'pescaíto frito' rebozado o un dulce típico de algún lugar a los que viajo porque contando con las tres reglas que le pido a un alimento, el balance me salga positivo.

Me parece igual de perjudicial a nivel psicológico comer porquerías continuamente que llevar una dieta hiperestricta sin margen para disfrutar de algo rico fuera de lo común aunque se salga de mi normalidad, y precisamente ahí está la clave: se sale de mi normalidad.

—*Entonces, ¿el secreto no es más que comer saludable normalmente y en ocasiones especiales disfrutar de lo que no suelo comer?*

—Tal cual. He puesto una lista de 50 alimentos básicos a los que hay que añadir muchos más que me sirven de base para preparar cientos de platos principales, postres o snacks. Si toda mi alimentación se basa en un 95% en alimentos adecuados, naturales y saludables, no voy a dudar ni medio segundo en tomarme una torrija en semana santa (dulce típico de la época) o en disfrutar de un trozo de tarta en el cumpleaños de un familiar.

—*Pensándolo de esa forma, es todo muchísimo más fácil.*

—Si eliminas alimentos poco nutritivos o perjudiciales para ti, también te quitas de un plumazo todas las culpas por comerlos de manera casual, pero eso sí. Tienes que conocerte bien como hablábamos al principio. Tienes que saber dónde están las líneas que separan el "voy a disfrutar de algo extraordinario" del "por un día no pasa nada" y que ese día sea el tercero consecutivo...

—*Esas frases las he usado yo.*

—Y yo. Y todos.

En definitiva, para comer, procura priorizar los alimentos, y deshecha los productos. Todo lo que necesitas comer procede de forma natural de la tierra o del mar. Crece en un árbol, arbusto, bajo el suelo o es un animal que consume eso mismo, caminando o nadando.

Todo lo que necesitas está a tu disposición y debería de poder comerse sin que se mezcle con otros productos a través de un proceso que lo va a cambiar. No hablo de calentarlo, dejar que fermente o prensarlo. El aceite de oliva o el yogur son perfectamente saludables y son procesados. Acabarás por distinguirlos. Una buena forma de hacerlo es que al leer los ingredientes, intentes llevarte a casa los que menos tengan.

Eso son alimentos y no productos.

- Ayuno -

—¿Eso es no comer?

—Es algo más complejo. Te cuento. Siempre tuve una mala relación con la comida. Pasé mi infancia, mi adolescencia y gran parte de mi adultez siendo una de esas personas que abren el frigorífico tropecientas veces al día esperando que de un momento a otro apareciese algo apetecible de comer. Suelo bromear con que me hacía sandwiches de pan de molde con mayonesa, queso en lonchas y una tostada integral en medio. Suelo bromear con ello pero no es broma. Me los hacía tal cual. Sí, exactamente. Pan con pan... (ya sabes cómo acaba el refrán).

Comía a todas horas y lo que fuese y además, mi mayor pérdida de peso, que fue entre los 21 y los 22 años, se fundamentó en el erróneo pero aún vigente y popular '5 comidas al día', así que el comer en muchas ocasiones se acabó instaurando aún con más fuerza viendo los resultados. Con el tiempo descubrí que aquello que tantas veces había escuchado y que tan hondo había calado en mí, por mi propia experiencia, era algo que la nutrición, la dietética, la medicina y los estudios evolutivos ya había desmentido y cualquiera con algo de interés y que se asome a Internet podría verlo. Además de que no solo no era lo más saludable sino que incluso no era lo más adecuado.

Durante mi época de transición alimentaria, probé varias cosas. Había dejado la leche y los cereales. Luego me aficioné a desayunar por la mañana tostadas con tomate, más adelante, en un intento por saltar de cabeza a la 'comida sana' me preparaba porridge, que puede prepararse de mil maneras, pero yo lo hacía como una especie de potingue resultado de mezclar avena y leche de soja a la que en ocasiones le añadía plátano desecado, muesli o incluso pasas.

Aquello lo hacía porque era lo que comía antes de ir al gimnasio. No tenía una rutina definida, pero me resultaba fundamental comer antes de entrenar. Y además había escuchado una y mil veces que era necesario. Pero claro, una cosa es la teoría y otra la práctica. Desayunaba y me iba a levantar peso, pero cómodo no se puede decir que estuviese. Tenía el abdomen hinchado, me sentía llenísimo y cuando acababa el ejercicio tenía hasta ganas de vomitar.

Como ves, incluso algunos cambios que pensamos que son para bien, pueden resultarnos erróneos cuando se aplican a la vida real, y esto se aplica a todos y cada uno. Es importante entender esto para el conjunto de cosas que te cuente.

Motivado por mi querida pareja, sobre el 2016 empezamos a leer al respecto y se abrió una ventana que jamás había tenido en cuenta. **No comer por la mañana.** O más que no comer por la mañana, dejar un espacio de tiempo mayor entre comida y comida.

—*¿Y podías hacer ejercicio sin haber comido?*

—Curiosamente, mejor que nunca.

—*Toda la vida han dicho que es la comida más importante.*

—Y lo es. **Desayunar es salir del ayuno**. Esto quiere decir volver a comer después de un tiempo sin hacerlo. Lo único que implementaba era más tiempo entre medias.

—*¿Cómo vas a tener energía sin comer?*

—Pues no te lo imaginas hasta que lo haces.

Es normal hacerse preguntas ante un cambio de hábitos así. Yo mismo me hacía decenas de preguntas del estilo. ¿Estaba en serio planteándome renunciar a las creencias más arraigadas en mi ser? Llevaba décadas comiendo 5 o 6 veces al día. Desayuno, media mañana, almuerzo, merienda y cena.

La literatura al respecto era clara, incluso parecía ser algo más o menos común y parecía que se estaba poniendo de moda. **Ayuno intermitente**. La verdad es que soy bastante poco fiel a las modas, me falta constancia para seguir lo que me dictan otros, pero me puse a investigar. Hablaban de la alimentación desde un punto de vista evolutivo, y de cómo durante millones de años nuestra especie había comido, como era obvio, cuando había podido, y esto no solía incluir las primeras horas de la mañana. Leí sobre los beneficios y sobre las contraindicaciones hasta que llegué a los Premios Nobel que le habían dado al doctor Yoshinori Ohsumi ese mismo año por los procesos de autofagia (Proceso que se pone en marcha con, entre otras cosas, el ayuno).

Mi curiosidad científica se estaba viendo saciada. Siempre parto de mi ignorancia en los temas que desconozco para encontrar a toda esa gente que sabe mucho más que yo. Empezaba a tenerlo claro, pero aún quedaba lo mejor, que era experimentarlo por mí mismo. Los primeros días fueron bastante duros. Me encontraba débil, cansado y desmotivado. Tenía 'hambre' (y lo pongo entre comillas porque no es así) y no me parecía estar sentando bien. Mi novia estaba aún peor. Para ella el hambre era sinónimo de enfado. Ya no era malestar, sino que le cambiaba el carácter de una forma radical.

—*Vaya panorama...*

—Sí, pero como en todos estos casos, todas esas dudas y ese malestar pasó. Y pasó por mantener un nuevo hábito el tiempo suficiente.

Comprobé que ahora tenía más energía por la mañana. Por supuesto se había acabado la sensación de ganas de vomitar al hacer ejercicio con la barriga llena, y no es solo eso, sino que de alguna manera, no solo levantaba el mismo peso sino que en poco tiempo fui incrementando el volumen de entrenamiento. Me cansaba menos y podía con más. Todo al revés de como yo pensaba. Conforme pasaban los días, fui alargando los ayunos, ya no tanto porque yo quisiera, sino porque ahora me entendía mucho mejor con mi cuerpo y controlaba de manera más eficiente las señales que me avisaban del hambre.

Cuando quise acordar, me vi cenando a las 21h y desayunando a las 14h de la tarde, así como cuando cambiaba de turno, no comía por primera vez en el día hasta las 16h de la tarde. Por supuesto, es importante tener un buen protocolo a la hora de ayunar. Es fundamental meter todas las calorías en la ingesta diaria. No se trata de comer menos, se trata de comer lo que necesitas en menos veces.

A día de hoy, no me planteo ni siquiera que hago algo llamado ayuno intermitente. Ahora mi normalidad se basa en comer 1 o 2 veces al día. No cuento las horas que pasan entre medias, no lo necesito. Si tengo hambre, pues como y ya está, igual que antes comía sin hambre y eso era lo normal para mí. Hoy hago kilómetros y kilómetros de rutas, levanto pesas y subo montañas sin comer antes.

No soy ni de lejos un atleta, pero para el gasto que

tengo como una persona normal que soy, tengo energía de sobra.

Hay muchísimos especialistas sobre el tema. Te los dejo al final del libro para que ellos, que son mucho más listos que yo, te cuenten los entresijos. Aún así, puedes consultar con algún especialista o probar diferentes protocolos. Tengo familiares que prefieren comer a primera hora o no cenar mientras otros siguen el ayuno en días alternos. Habla con alguien que sepa y que te guíe. Así lo hice yo.

- Mastica -

"La digestión empieza en la boca, no en la barriga". Fue una frase que me dejó marcada una dietista a la que fui hace años. No creo que usase el método idóneo en mi caso, pero en esto en concreto, tenía toda la razón del mundo.

—*Parece obvio. No somos patos.*

—Efectivamente. Parece obvio y lo es, pero todo lo obvio se suele pasar por alto. ¿Te estás acordando de respirar?

—*Ya...*

—Comer es un proceso que merece de tu atención, y no se la sueles dar. Lo normal, es que a la hora de comer pongas la tele, mires el móvil, leas el periódico o charles con alguien. Y está bien. No soy de esos que te va a decir que tienes que centrarte en cada mordisco y que prestes atención absoluta a lo que comes. He comido impulsivamente toda mi vida y he pasado 8 meses sin gusto ni olfato. Para mí comer era casi un trámite necesario para seguir vivo. Pero sí quiero hacer hincapié en esto. Intenta ser consciente, quizás no todas, pero las veces que puedas a masticar. Intenta fijarte en al menos uno de cada tres bocados que te metas en la boca. Nota cómo lo masticas y saboréalo. Puedes empezar con eso y poco a poco ir siendo más consciente.

No se trata de que tengas que paladear cada cucharada para notar el sabor, sino de intentar darle a tu estómago menos trabajo del que le das. Yo noté muchísima mejoría en cuestión de digestiones cuando empecé a comer más lento y siendo más consciente. Parece una tontería, pero piensa que si tenemos dientes, por algo será. Úsalos. Si tienes hecha parte del trabajo de la digestión por adelantado desde la boca, te sentirás más ligero, tendrás menos gases y estarás menos hinchado cuando acabes de comer. Y es un gesto ridículo que solo merece tu atención.

Prueba a hacerlo, cuando te acuerdes, y sobre todo trata de recordar las sensaciones que tienes después, o apúntalas en la siguiente página, y verás como un gesto tan pequeño supone una gran diferencia.

—*Todo lo que has dicho no parece muy difícil.*

—Como siempre. Lo difícil no es el hábito, sino el cambio. Al final todo se trata de dar ese paso adelante como hice yo para sentirte mejor. Para mí, la alimentación correcta fue el pilar absolutamente fundamental para lo demás. Claramente le sirvió a mi cuerpo para encontrar un estado diferente al malestar que venía sufriendo desde hacía tantísimo tiempo.

Pero vamos a dejarlo aquí de momento.

—*¿Cómo lo resumirías para que me quede claro del todo?*

—Pues mira:

- **Come sano**, productos naturales, de calidad y sin procesar. Imagina cosas que pusieses conseguir en la naturaleza.

- **Come menos**, o al menos menos veces. Solemos regular muy mal el hambre y se arregla con menos comidas.

- **Come bien**, en el sentido 'operativo' de la palabra. Mastica bien, disfruta de la comida y no tengas prisa.

NOTAS:

5-.
SOBRE EL EJERCICIO

«*No dejamos de hacer ejercicio
porque envejecemos,
envejecemos porque
dejamos de hacer
ejercicio*»

Dr. Kenet Cooper

—Esta vez empiezo preguntando yo. ¿Cuántos años has estado apuntado al gimnasio sin ir o cuántas veces te has prometido que "empezabas el lunes"?

—*Qué malo eres... Pues varias veces. No las he contado.*

—Como si te conociera... ¿A qué te suena familiar? Pues claro, como a casi todos. El ejercicio requiere esfuerzo, al contrario que comer o descansar, que son igual o más importantes. Te pide ser proactivo, hacer el "poder" de levantarte del sofá y activarte o dejar de lado planes más apetecibles como por ejemplo, sencillamente no ir. Al principio surgen dudas más que razonables sobre qué camino tomar para empezar a ejercitarte. Algo dentro de ti entiende que el movimiento es salud, que te va a hacer sentir mejor y que, en definitiva, es bueno a todos los niveles.

—*Pero ¿cuándo y por dónde empiezo?*

—La respuesta corta es: ya y por donde sea. La larga vamos a ir desarrollándola a lo largo de este capítulo.

Yo hablo de mi experiencia de años, lo que limita mis recomendaciones a mí, aunque seguro que podemos adaptarlo a cualquiera. A fin de cuentas las experiencias no suelen ser muy diferentes. Es cierto que no tenemos los mismos gustos, ni las mismas sensaciones ni las mismas posibilidades. Todo va a variar según tu experiencia con respecto a la mía, pero podría decir que hay puntos en común que deben de valer para todo el mundo.

- El primero es **haz lo que sea**. Y esto puede aplicarse a todo. No necesitas de entrada un plan súper específico. Perdemos infinidad de tiempo (en general en todos los ámbitos) en buscar el momento perfecto, la rutina perfecta y hasta la ropa perfecta. Tonterías. La salud y tu cuerpo no entienden de tiempos, planes y mucho menos de estética.

—*¿Pero no es mejor tener un plan?*

—No quiero expresarme mal. Lo ideal es tener un plan si quieres unos resultados concretos, pero vas a tener todo el tiempo del mundo para pensar en eso. Salir a pasear es mil veces mejor que quedarte en casa buscando en Internet artículos que dicen algo así como cuál es la "rutina que hace el campeón de culturismo" o "10 trucos para hacerte una ultramaratón". Pon los pies en la tierra. Literalmente. Y te lo digo porque me he pasado años así. Ten claro que cualquier cosa es mejor que nada. Sal a andar. Si ya andas, sube una cuesta. Si estás apuntado al gimnasio hazte el favor de ir y si te apetece vete a un parque y prueba a hacer unas flexiones.

- El segundo punto sería **haz algo que te guste**. No suelo ser muy fan de frases como esas, por el simple hecho de que se desmontan en un segundo y hay días que esas cosas que te gustan que no te apetecen y se acabó, pero puede servir de punto de partida. Luego hablaré más a fondo de mi acercamiento al deporte y lo que considero saludable y me ha servido a mí, pero ve probando ejercicios que te sienten bien. Quizás sea jugar al pádel, o que te inviten a jugar el fútbol unos amigos. Quizá una compañera de trabajo te dice que vayas con ella a una clase guiada en el gimnasio o descubras que no hay que tenerle miedo a la zona de peso libre. Lo mismo un día te apetece subir esa montaña de al lado de casa o salir a correr por el paseo marítimo de tu ciudad. Prueba diferentes alternativas. Estoy seguro de que encontrarás alguna que te haga pensar "vaya... Pues esto podría hacerlo todos los días". Y ya será un gigantesco paso adelante con respecto a empezar a cuidar de ti y de tu salud. Verás como si encuentras algo que te llene, el muro que separa el sedentarismo del movimiento cada vez es más bajo hasta que llegue un punto en el que el ponerte a hacer eso que tanto disfrutas no solo no es un esfuerzo sino que misteriosamente se ha convertido en una necesidad. Y que sepas que uso el término "misterio" como recurso literario, porque pocas cosas hay que estén más evidenciadas que la relación entre el deporte y el bienestar por la segregación de hormonas como la serotonina o la dopamina y el cómo hacen que te sientas bien.

- Un tercer punto que al principio puede parecer difícil pero que luego verás que pierde importancia es **sé constante**. Vas cada día a trabajar o a clases.

Quedas para ir al parque. Cada día haces de comer. Vas al bar o pasas cada día sentado enfrente de una pantalla. A lo mejor no te lo habías planteado, pero acabas de descubrir que se te da estupendamente bien establecer y seguir rutinas. ¿Estamos de acuerdo?

—*Nunca me lo había planteado así.*

—Pues ya sabes. Establece el ejercicio que sea como una rutina. Seguramente pienses *"ya, pero a trabajar no voy porque quiero"*. Puede ser. Pues a hacer ejercicio no hace falta que vayas queriendo, de hecho muchos días irás sin que sea lo que más te apetezca del mundo, pero primero, sabes que es bueno y lo correcto, y una vez que estés allí haciéndolo no vas a querer que acabe. Si eres constante y estableces una rutina, vas a ver avances, vas a superarte sea el ámbito que sea y siempre vas a poder dar un pasito más.

Esto no va de ser profesional. Solo un grupo de gente extraordinaria llega a eso, pero puedes llegar a ser la versión más extraordinaria de tu mismo. Y lo mejor es que da igual lo que hagas. Siempre vas a ir a mejor. Si te gusta correr, acabarás corriendo más rápido. Si levantas peso, superarás tus marcas y serás cada vez más fuerte. Si haces calistenia, harás esa repetición de más a la que antes no llegabas, y si por tu condición, tu manera de ejercitarte es andando, siempre podrás llegar un poco más lejos o subir un poco más alto. No tienes límite, y no lo digo como mensaje motivacional. Literalmente tu salud no tiene límites. Solo notas la salud cuando falta, pero no puede sobrar.

Pero para eso tienes que ponerte serio con esa parte que quiere faltar a su compromiso consigo mismo por pereza (no por el descanso, que veremos más adelante). Lo digo y lo repito. Si eres lo suficientemente constante, no tendrás que serlo nunca más. Una vez que se integre en tu día a día, has ganado el juego.

—La clave es convertirlo en un hábito. Una rutina, ¿No?

—Exactamente.

—¿Tú cómo lo hiciste?

Pues voy a contarte las diferentes etapas por las que he pasado con el ejercicio y cómo mi experiencia me ha llevado a donde estoy actualmente y donde espero seguir mucho tiempo. Estas fases están ordenadas cronológicamente desde los 25 a los 35 años aproximadamente. No son tan esquemáticas como las voy a plantear aquí, ya que hubo varios acercamientos entre algunas y solapé otras, pero nos va a servir de guía para entender el camino que seguí. Como ya te he dicho, en esencia este libro va de mí, pero te puede venir bien un punto de vista personal. Además, según hemos hablado, puede que tú te quedes en alguna de las fases en las que yo fracasé, lo cual sería excelente y demostraría lo que llevamos hablando desde el principio: que todos somos diferentes a los demás y a nosotros mismos en cada momento.

- Fase 1: Salir a correr -

Como te dije antes, con casi todo y sobre con este tema del ejercicio más que con ningún otro he pasado horas y horas leyendo artículos de diferentes webs especializadas sobre cómo hacerlo lo mejor posible. Quería que todo fuese perfecto. Buscar una rutina que cumpliese con lo que iba buscando, que fuese la ideal para mí.

—*He leído esos artículos: "Como empezar a correr en 5 fáciles pasos". "Las 7 mejores rutinas para hacer tus primeros km". "Como correr 5 kms sin cansarte". "6 bandanas ideales para secarte el sudor cuando empiezas a correr".*

—Exactamente. Como esos. Por cierto. ¿Bandanas para correr?

—*Vale, esa última no. Era broma.*

—Ha estado bien... Bueno, pero creo que nos entendemos. Literatura en vez de movimiento.

Compré ropa. De esa de colores chillones y fresquita.

Y me dispuse a correr... Tendrías que haberme visto. Desde aquí y a pesar de todo, recuerdo aquellos días con cariño. Me había independizado hacía poco. Estaba sumido en una ansiedad desbordado, fumaba y aunque empezaba a controlarlo, seguía bebiendo alcohol, así que imagina lo que pasaba después de los primeros 100 metros. Pues efectivamente es justo como piensas. A los pocos minutos de empezar, estaba hecho polvo. Apenas dormía, comía fatal y mi forma física estaba más cerca de un cojín que de una persona de mi edad, por entonces poco más de 20 años. Era incapaz de seguir incluso la más sencilla de las recomendaciones que había leído en Internet y a las que había dedicado un tiempo valiosísimo, sin admitir que el hecho de buscar la mejor solo era una excusa para retrasar el empezar a hacerla. Esas rutinas de andar 1km, correr 5 minutos e ir progresando. De hecho me parecen una idea sublime y creo que son una solución excelente para empezar, pero no lo fue para mí.

—¿Dirías que fracasaste?

—Quizás. Diría que aprendí a través del fracaso. Lo ideal, como comentábamos antes hubiera sido el, primero, haber cambiado alguno de los hábitos que sabía y notaba que, como poco, no me hacían bien. El resultado fue el que fue y que difícilmente pudo ser de otra manera. Estaba desanimado, no avanzaba y acabé rindiéndome a las pocas semanas.

Fui incapaz de hacer rutina y de cumplir las instrucciones más simples. Y cuidado, que este es mi ejemplo. Un ejemplo de cómo hacerlo mal. Conozco a gente muy de cerca que siendo mayores que yo han encontrado en el correr un aliciente fantástico y por supuesto han continuado hasta cumplir diferentes objetivos como correr 5, 10 o 21km a base de constancia y una buena rutina. Que no fuese lo mío en su momento no quiere decir que no pueda ser lo tuyo. En particular a mí, y aunque actualmente podría entrenar, no me gusta correr distancias largar por varios motivos, entre ellos que considero que no le hace ningún bien a tus rodillas si no tienes una técnica excelentemente depurada, y eso es casi más difícil que el hecho de correr. Admiro enormemente a los corredores, pero en mi caso, no cumplo con aquello de que me guste.

- Fase 2: Rutinas en casa -

Varios meses después, había cambiado algunas cosas. Dentro de mí había algo que me empujaba a cambiar. La ansiedad era insoportable y me empeñaba en buscar algo que me sacara de ahí, así que me puse a buscar. Por entonces trabajaba en turnos de 8 horas divididos en 4 horas de trabajo, 3 para ir a casa a comer y otras 4 horas de trabajo, así que mi tiempo era bastante limitado. Entre las limitaciones temporales y la falta de energía y motivación, no tenía pinta de que ponerme a ejercitarse fuese algo que acabase siendo fácil. Mira por dónde, no recuerdo exactamente cómo, acabó llegando a mis manos un archivo con varios vídeos. Era un plan de entrenamiento de estos que se veían en los anuncios de la tele y que ahora se siguen encontrando por diferentes webs de deporte. No voy a decir el nombre, pero con una definición podemos englobar a todos los que hay por el estilo:

***Un señor muy fuerte rodeado de hombres y mujeres con cuerpos esculturales haciendo ejercicios que podrías hacer en casa con solo una esterilla y que prometía dejarte ese cuerpo en un plazo de 3 meses ***

Y entiéndeme bien. Estoy seguro de que con la rutina y las pautas alimenticias que ellos marcan, iba a mejorar sobremanera. Sí que dudaba de que en 3 meses pudiese cambiar casi 30 años de sedentarismo y malos hábitos y tener el cuerpo del mismísimo Zeus, pero oye... Quería cambiar y esto no pintaba mal, así que no perdería mucho por probar ya que había llamado mi atención. Los ejercicios se repartían en estilos y variaban según el día de la semana.

Lunes: Cardio

Martes: Pliométricos

Miércoles: Boxeo

Jueves: Abdominales

...

—*Qué completo. Parece entretenido.*

—Incluso había un día que era una especie de yoga pero más intenso. Y te tengo que reconocer que me gustaba. No necesitaba más de unos 45 minutos al día. Una hora como máximo. Los ejercicios se me hacían amenos y no se me daban del todo mal (menos el yoga, que aún a día de hoy es uno de mis puntos a mejorar). Lo estuve haciendo durante mucho más tiempo que el correr (lo cual sería justo decir que tampoco era muy difícil) y de hecho puedo jurar que algún cambio vi, peeero aquí vino el problema. Bueno, dos problemas. Un problema de constancia y otro de enfoque. A pesar de que me gustaba, me costaba mucho mantener una rutina. Un día lo dejaba porque estaba cansado de trabajar, otro porque me había levantado tarde y el que no, era porque había quedado para salir. Me saltaba clases y por supuesto el plan de alimentación ni lo abrí.

—¿Y el enfoque?

Pues que lo enfoqué de forma equivocada. Estaba obnuvilado por esos cuerpos cincelados en mármol, esos pedazos de pectorales y esos bíceps que parecían cocos. Y luego me miraba al espejo. Una buena definición aproximada para que te hagas una idea sería 'fofo'. Fofo y flojo. Y claro. Yo quería aquello ya y además sin seguir los pasos, y eso, como te imaginarás, es imposible. Los dueños de aquellos físicos de semidios griego llevaban años y años entrenando y comiendo de manera estricta. ¿A dónde lleva esto? Pues a ese fallo de enfoque. Y quiero que prestes atención porque esto es base de lo que puede suponer la diferencia entre que cambies de hábitos y lo mantengas o te rindas si no lo enfocas de manera correcta.

Espera que voy a poner esto en grande para que se te quede grabado a fuego en tu mente:

«Si buscas estar saludable, el tener un cuerpo estético será la consecuencia y dejará de ser el objetivo»

No estaba haciendo todo aquello por mejorar mi salud, sino por una cuestión de ego centrada en la estética y lo superficial, muy lejos de lo que es actualmente. Te lo digo de verdad. De manera natural, tienes un cuerpo bonito. Con nuestras diferencias, tus genes están determinados a que estés formado de tal manera que resulte atractivo en el mejor de los sentidos. Estamos hechos para tener unas formas que se consideran 'bonitas' por muy subjetivo que sea. Piénsalo bien. Solo hace falta que un día duermas mejor o hayas salido a andar para que escuches frases del estilo "tienes buena cara".

—¿Entonces no hay que perseguir la estética?

—Hay mucha gente que busca la estética, y eso es fantástico y admirable, pero para mí, ha resultado evidente que la adherencia se consigue buscando el objetivo de encontrarme mejor y no de verme mejor, ya que esto segundo va a ser una consecuencia irremediable de buenos hábitos, y además, va a ser algo que cueste mucho de apreciar. Todos esos vídeos que has visto con el 'antes y el después' de personas que pasan de estar delgadas/obesas a tener cuerpos de ensueño, tienen cierto truco. No son mentira, o al menos casi ninguno. Es cierto que esa gente se ha esforzado y ha pasado de un extremo al otro de la estética, pero ese fragmento de 3 minutos que ves en YouTube tiene detrás varios meses o incluso años de trabajo duro y cambios radicales de hábitos. No ocurrieron de la noche a la mañana, sino que fueron fruto de un excelente ejercicio de disciplina y sobre todo, de constancia.

Busca la estética siempre que seas consciente de que no vas a poder lograrla sin dedicarle decenas de horas a entrenar y a trabajar durísimo.

—*Entendido.*

- Fase 3: Musculación y peso libre -

Y aquí llegó la clave del asunto. Llegó, pero lo hizo poco a poco. Como todo lo bueno. Quizás un día te despiertes iluminado por unas ganas enormes de empezar a levantar peso, pero normalmente suele ser un proceso, y como todos los procesos consta de acercamiento, aprendizaje, adhesión y rutina.

Mi primer acercamiento fue hace casi 20 años. En mi adolescencia y llevado por el consejo de mis padres y algún amigo, me apunté a un gimnasio. A uno de esos de los de "verdad". De los añejos. De los gimnasios en los que entrena la gente que realmente lo siente como un estilo de vida. Me vienen a la mente exceso de pósters de gente súper fuerte y la falta de máquinas de correr. Aquello era 100% peso libre. Tengo vagos recuerdos visuales de aquel sitio, pero a nivel sensaciones aún puedo rememorarlo como si hubiese acabado de salir de allí. Lúgubre sin ser triste, denso sin ser desagradable y con la que en su momento me pareció que era la mejor selección de música para ponerte a tono que había escuchado. Recuerdo como si fuese ayer que me prestaron el disco 'Americana' de The Offspring y lo escuché hasta que lo desgasté de tanto usarlo. Aquel sitio invitaba a trabajar duro y vaya si lo hacían.

Curiosamente me sentía cómodo, y el ambiente era bastante bueno, pero como te imaginarás, aún no estaba en condiciones de que aquello fuese mi día a día. Tenía por delante el salir, beber (el rollo de siempre) y me tiraba más el estar haciendo mis pinitos con la guitarra que levantando pesas. Con todo, he descubierto que esa experiencia me enseñó más de los que imaginaba en un principio. Aprendí el valor de la disciplina y de ser constante, ya que los que iban a aquél sitio, auténticas bestias, lo hacían porque tenían un objetivo claro, y a aquel objetivo solo se podía llegar paso a paso a través del tiempo y el entrenamiento. Aunque si te has leído los párrafos de antes, te habrás dado cuenta de que lo aprendí, pero no fue hasta años después cuando lo he entendido y lo he interiorizado.

A lo largo de estos últimos años y hasta el momento presente, mis incursiones en el gimnasio fueron tímidas, intermitentes, y desordenadas. Estuve apuntado desde siempre a varios gimnasios. Estuve probando rutinas de todo tipo y como a la hora de correr, me empapé de las más variopintas recomendaciones en decenas de webs y foros deportivos. Y constantemente volvía a fracasar. No lograba los objetivos. No me veía atractivo, no perdía la barriga y era incapaz de salir de ese estado de flojera.

Además, a eso hay que sumarle la frustración en sí misma de no conseguirlo. Era agotador. Mi realidad era la siguiente:

Iba. Cuando iba, porque a lo mejor iba un día y pasaban 4 de no ir. Pensaba que me esforzaba pero me dedicaba a charlar o a tontear en la elíptica o la bicicleta. Después, empezaba a coger máquinas casi al azar. Probaba algunas que no había usado antes y me quedaba en las que requerían menos esfuerzo. Poco a poco fui yendo a la zona de peso libre. El material no era muy allá, pero servía. Pues lo cogía con miedo, siempre con menos peso del que realmente podía y sintiendo que no avanzaba.

—*Puede ser algo común en mucha gente al empezar.*

—Estoy seguro. A fin de cuentas, como estamos viendo, cada fracaso es un paso adelante para encontrar un camino conveniente. Y como dijimos antes, algo es siempre mejor que nada, así que yo dejaría esa reflexión. Fui rompiendo barreras, sobre todo mentales hasta que llegué a aquel sitio donde había gente tan fuerte, mucho más que yo, y que a veces asusta un poco cuando empiezas.

No fue hasta hace no mucho que descubrí que podía

aplicar los beneficios de la sencillez y el ser esquemático al levantamiento de peso. De hecho llevo ya tiempo siguiendo la misma rutina y los efectos se notan muchísimo, junto con la alimentación, la cual es absolutamente fundamental en mi caso y diría que en todos.

—*¿Qué rutina sigues?*

—Volvemos a lo de antes. Puedo abrirte la ventana, pero tienes que ser tú quien mire a través de ella. Voy a contarte ahora un poco de forma lo más esquemática que pueda mi entrenamiento, pero tienes que buscar el tuyo propio.

—*¿Por dónde debería de empezar?*

—Yo empezaría por tener un **objetivo**. Tenía claro que el objetivo era estar saludable. En su día, como te dije antes a raíz de estar enfermo, pensé en cómo podía trasladar esa idea de la salud al ejercicio diario y sobre todo a cómo mantenerlo en el largo plazo.

Tener una buena masa muscular es una de las bases de la salud. Piensa que todo tu cuerpo está sustentado por la musculatura, y si es importante tener una buena masa muscular siendo joven, imagínate cuando seas mayor. Si tengo la suerte de llegar a cumplir más de 60 años, quiero hacerlo en buenas condiciones, y una buena movilidad y musculatura son indicadores claros de salud a esas edades. Para mí es el objetívo último, aunque entiendo que simplemente puedas querer un objetivo relacionado con otras cuestiones como la estética o estar más grandes. Sea como sea, si entrenas de forma normal y natural, sea cual sea el fin, acabarás estando más saludable, así que seas quien seas, convergemos en ese punto y acordamos que en este apartado concreto, tenemos un objetivo definido.

—Vale. Supongamos que ya tenemos un objetivo. Hay miles de rutinas por internet y todas dicen ser las mejores. ¿Cuál hacer?

—Está claro que no todas son las mejores, pero teniendo en cuenta el objetivo, lo que está claro es que todas son buenas. Únicamente hay que ponerse a hacer alguna. Puedes probar varias dependiendo de cómo te sientas y de cuál se adapte mejor a ti por días de entrenamiento, volumen o ejercicios. Antes hablábamos de las herramientas y del acceso a la información y tú lo has dicho. Hay miles. No tienes prisa. Prueba y experimenta.

En mi caso, de cara a dedicarle tiempo a la musculación, y habiendo probado diferentes opciones de entrenamiento, me quedo con la de Empuje-Tracción-Pierna-Descanso. Sé que hay mucha controversia en este mundillo y que puedes leer esto y pensar que es mejor una Full Body o una Weider F2. Estoy de acuerdo, es posible que a ti te haya funcionado mejor una de las anteriores y las recomiendes por encima de las demás y seré el primero en apoyarte cuando escribas un libro con tus vivencias, pero insisto, en mi caso, y aunque quizás sea porque le he dedicado más tiempo a esta rutina que a ninguna, la que mejor me funciona es la siguiente.

Para empezar separa de una forma muy clara los grupos musculares grandes. Por otro lado, deja los músculos complementarios y de menor tamaño trabajar de manera pasiva o concreta. Por último, permite un descanso suficiente en el tiempo como para que entre entrenamientos iguales, los músculos hayan recuperado todo su potencial.

Una semana normal podría ser:

Lunes	»»»»»»	Tracción
Martes	»»»»»»	Empuje
Miércoles	»»»»»»	Piernas
Jueves	»»»»»»	Descanso
Viernes	»»»»»»	Tracción
Sábado	»»»»»»	Empuje
Domingo	»»»»»»	Piernas

Obviamente cabe la posibilidad de que algún día me levante en peores condiciones o que haga buen tiempo y me salte el entrenamiento. De igual manera, si un domingo me voy de ruta por el campo, pues hago ese día de descanso y al día siguiente continuo la cadena. Para mí es preferible estar descansado de más que estar fatigado de más.

También hay días en los que como hablábamos antes, puedes estar con menos energía que otras veces. Es importante que entiendas que el ejercicio moderado siempre es para bien. Si algún día no te apetece ir, prueba a ir de todos modos si notas que es solo pereza y no hay un motivo mayor. Ya estás aprendiendo a escuchar a tu cuerpo y tu cuerpo es muy listo. No le gusta el exceso en nada. Es justo ahí donde hay que buscar el equilibrio entre sobrecarga y pereza.

—Estupendo. Me gusta el plan, aunque parecen muchos días a la semana. ¿Puedo ir menos?

—Puedes adaptarlo a tu situación y sobre todo, sé flexible. Puedes ir tres días y descansar uno, ir dos y descansar otro. Menos de 4 días a la semana es mejor que nada, pero cuesta integrarlo como rutina. Comes cada día, duermes cada día y si trabajas o estudias, con suerte trabajas cinco y descansas dos. Pues con esto igual.

—Entendido.

—Vamos al grano. Aquí voy a separar los 3 grupos musculares de la rutina y a su vez cada tipo de ejercicio en varios apartados. Quiero ser muy concreto, ya que es facilísimo perderse en ejercicios y minucias, pero verás que es tremendamente fácil.

No voy a explicar cada ejercicio porque como ya he dicho en numerosas ocasiones, no soy ningún experto, y todos tenemos acceso a la información que nos brindan los expertos. Voy a dejarte los nombres de los ejercicios, pero de ti depende primero, buscar como se hace, y segundo y aún más importante, entender la técnica y replicarla. Es muy fácil hacerse daño si no te tomas la molestia de aprender a hacer los ejercicios bien, y si no te lesionas, haciéndolos mal lo único que vas a lograr es restarles efectividad.

Bueno, ya hemos definido el objetivo. Ahora a por la **rutina** en sí.

«Es preferible estar descansado de más que estar fatigado de más»

Tracción:

Imagina que lo que quieres en esta rutina es atraer hacia tu cuerpo el peso. El principal grupo muscular que vas a trabajar va a ser la espalda. Al atraer el peso hacia a ti, sí te fijas, los músculos que van a implicarse de forma colateral son los bíceps.

Ejercicio con tu propio peso
Dominadas

Ejercicios principales
Remo vertical
Remo horizontal
Jalón al pecho

Ejercicios secundarios
Bíceps con mancuernas
Bíceps con barra Z

Ejercicios accesorios
Elevaciones laterales

Hacer dominadas de primeras es muy frustrante. No te agobies. Al final acaban saliendo y verás que cada día que pase eres capaz de hacer más y más.

Con respecto al resto, son ejercicios generales de tracción, ve probando variaciones o máquinas para no repetir siempre los mismos.

Empuje:

Aquí supón que quieres todo lo contrario. En este caso buscas alejar el peso de tu cuerpo. El principal grupo muscular pensado para ello es el pectoral. Los músculos menores que van a verse involucrados son los tríceps y los hombros.

Ejercicios con tu propio peso
Flexiones

Ejercicios principales
Press banca
Press inclinado con mancuernas
Press militar

Ejercicios secundarios
Tríceps con polea
Tríceps con mancuernas

Ejercicios accesorios
Isométricos con disco

Si de primeras no puedes hacer flexiones, busca hacerlas con más inclinación o apoyando las rodillas. Desarrollar el pectoral es algo que lleva tiempo y más si nunca habías hecho flexiones. Los demás ejercicios son conocidos salvo quizás el último. Es tan sencillo como activar el pectoral sujetando con las palmas de las mandos un disco frente a ti.

Piernas:

Este se define solo. Tus piernas son tu sustento. Las que te llevan a donde quieres ir. Piensa en que si te sonríe la fortuna, vas a tener que usar tus piernas hasta que dejen de moverse. Vamos a intentar que ese momento llegue lo más tarde posible. Y eso se consigue haciéndolas fuertes.

Ejercicios con tu propio peso
Sentadillas

Ejercicios principales
Peso muerto
Prensa
Zancadas

Ejercicios secundarios
Bíceps femoral
Cuádriceps

Ejercicios accesorios
Gemelos

Los secundarios puedes hacerlos en máquinas si en tu gimnasio hay, pero son bastante comunes en cualquier lado. Y ojo con el peso muerto. Aprende la técnica porque es muy fácil hacerlo mal y no queremos eso.

Todos estos ejercicios son simplemente ejemplos esquematizados para tener una idea de los grupos musculares implicados. No hay que seguirlos al pie de la letra. De hecho, incorporar algunas variaciones de vez en cuando le recuerdan a tu cuerpo que puede usar otros rangos de movimiento diferentes a los que está acostumbrado, lo cual también es fantástico, así ni me aburro ni me estanco. Busca los que te vengan bien.

Además, si por algún motivo no cuentas con la posibilidad de ir al gimnasio, aunque sería lo ideal, puedes hacer en casa ejercicios con bandas elásticas o pequeños pesos. No es lo mismo pero sigue siendo mejor que quedarte parado.

—*Siempre hay alternativa...*

—Efectivamente. Muchas veces volcamos la falta de ganas en falta de herramientas, pero opciones todos las tenemos a patadas, y tú también. Si no puedes ir al gimnasio, puedes ir al parque, hacerlo en casa o en un trozo de césped donde sea. Además puedes usar cuerdas (TRX), bandas elásticas, mancuernas o cualquier cosa que pese, incluido tu propio cuerpo.

—*¿Y es lo mismo?*

—Si tu objetivo es la salud, sí. Solo hay que intentar estar en movimiento. Nos falta movimiento. Da igual dónde lo hagas. Va a ser bueno para tu salud.

—¿Y para este punto tienes un resumen?

—Con respeto al ejercicio, quizás lo resumiría en lo siguiente:

- **Ten un plan**. Busca un objetivo y aplícale una rutina que te parezca sostenible. A largo plazo va a ser buena sí o sí y hagas lo que hagas.

- **Sé constante**. Dedícale el tiempo que merece, ni más ni menos. Diviértete y aprende, pero hazlo de manera continua.

- **Aprende a descansar**. Aprende a hacerlo, a no sentirte mal si faltas un día o si no puedes ir. Los proyectos a largo plazo admiten cambios.

Todo lo que seas conforme más años tengas, lo vas a ir provocando desde este instante. El estar bien y sentirse saludable no debería de ser una opción. Cada cosa que hagas o dejes de hacer va a repercutir sin ninguna duda en tu estado con el paso de los años. Dale a tus huesos, músculos y órganos el cuidado que merecen. Vigila tus rodillas, que son para toda la vida y trata de pensar en cómo te gustaría estar con 20 años más.

Tu YO de ese momento agradecerá o sufrirá tus decisiones de hoy.

...¿Estás
acordándote
de tu
respiración?..

NOTAS:

6-.
SOBRE EL DESCANSO

A estas alturas, y casi sin ningún tipo de duda, puedo decir que este es uno de los puntos más difíciles de controlar de todos los que he experimentado. El descanso es ambiguo, subjetivo y muy difícil de cuantificar. Tiene la peculiaridad de que es tan fácil pasarse como quedarse corto, y o tienes un control absoluto sobre tus sensaciones o vas a equivocarte constantemente. Y a mí aún me pasa.

—¿Cómo defines el descanso? Suena a ser perezoso y a tumbarse en el sofá a ver películas.

—Lo primero que diría es que esa imagen del descanso que mencionas, la he tenido durante mucho tiempo. Me tumbaba para descansar, me iba de vacaciones para descansar o esperaba con ansias el día que no trabajaba para, pues eso... Descansar.

Con el tiempo he ido descubriendo que al final, el descanso que hay que buscar es lo que se ha acabado llamando **descanso activo**. Para mí, hacer una ruta por el campo en mi día de descanso es más satisfactorio que sentarme en una terraza si mi objetivo es descansar. Puedes descansar haciendo cosas diferentes o disfrutando de actividades que te gusten sin necesidad de pasar el día en horizontal, que cuidado, puede estar muy bien, pero no es lo que yo definiría como "descanso de calidad".

Ya hemos hablado anteriormente sobre escuchar a tu cuerpo y las señales que te da en momentos determinados. Lo normal es que si llevas una vida sedentaria o de malos hábitos en general, como fue mi caso durante años, tengas una sensación constante de cansancio. Quizás la palabra sea más *apatía* que cansancio, pero te aseguro que no vas a interpretarlo así, al menos de primeras.

Cuando vives sin moverte, comiendo mal y trasnochando, todo tu ser va a decirte que descanses. No vas a querer levantarte del sofá y vas a aprovechar cualquier excusa para quedarte tendido un rato más. A poco que te muevas o hagas cualquier cosa fuera de tu rutina, pensarás que te has esforzado y que te mereces el sentarte un rato más a recuperarte del "extraordinario esfuerzo" que te ha supuesto ir a comprar a la tienda de la esquina...

La mala noticia es que salir de ese estado de desgana por todo y de cansancio eterno, puede ser bastante complicado, pero si estás aquí es porque al menos ya eres consciente de ello, así que mejor hablemos de las buenas noticias.

Tu cuerpo es una máquina energética excelente, y si lo tratas bien, no solo descubrirás que esa ausencia de energía desaparece, sino que va a llegar un momento en el que te va a pedir que te muevas, que levantes peso, que saltes y que andes tanto como puedas. Y por eso hablaba al principio de este capítulo de la dificultad de entender el descanso. Cuando te sientes mal, quieres descansar constantemente, pero en cuanto tienes una vida con un poco más de actividad, vas a tener muchísima más energía. Esto tiene una contra, y es que mucha motivación a veces desencadena un sobreesfuerzo y es facilísimo pasarse de frenada.

Después de mucho tiempo he entendido que el descanso es tan importante como el ejercicio.

—*¿Por qué?*

—Pues porque la energía es un bien absolutamente imprescindible para la supervivencia, y como tal, el que esté regulada es vital para mantenernos en un buen estado, tanto físico como anímico.

Imagina a un ser humano cualquiera de hace varios miles de años. Tenía que despertar al amanecer dentro de alguna cueva después de haber dormido en el suelo. Antes de comer nada, porque no tenían capacidad de almacenar alimentos, salía de su refugio y dedicaba horas a recorrer a pie varios kilómetros cargado con algún arma rudimentaria para rastrear las huellas de alguna presa digna de ser cazada. Tras encontrarla, la esperaba, la seguía hasta algún lugar propicio para emprender una emboscada y se lanzaba con todo lo que tenía para herirla mientras intentaba que no lo hiriesen a él. Después de una lucha encarnizada, y si todo había ido de maravilla, tenía que coger a si presa, cargar con ella o al menos, con la mayor parte que le fuese posible cargar y volver tras sus pasos por el que probablemente fuese un sendero escarpado de nuevo hasta su cueva para comer mientras tiene que estar atento de que no se lo coman a él por el camino. Afortunadamente ha llegado sano y salvo a la luz de su hoguera y ahora puede darse el lujo de comer hasta que no pueda más, porque quizás no al día siguiente, pero en poco tiempo, si quiere comer y sobrevivir va a tener que repetir este proceso a lo largo de su existencia. Y ahora sí, después de comer, **el descanso**... Y más que merecido dicho sea de paso.

Y ahí estás tú (o yo en el pasado) miles de años más tarde que nuestro amigo el cazador quejándose de que tiene que ir a comprar un filete al mercado de la esquina que está a menos de 100 metros porque "no tiene ganas"...

En nuestra sociedad actual, es muy difícil que tengamos la sensación real de tener que descansar, y esto ocurre porque nuestro cansancio no viene de lo físico, sino de lo mental. El descanso hay que ganárselo.

—*Si te dedicas a la minería, la albañilería o cualquier empleo específicamente duro a nivel físico, tiene una justificación, ¿No?*

—Claro, pero ¿Por qué llega a casa cansado alguien que trabaja en una oficina o de vendedor? En esencia deberíamos de estar preparados para estar de pie 8 horas. No tenemos que cazar, agazaparnos ni correr huyendo de ningún depredador. ¿Hasta qué punto hemos llegado para que un animal bípedo como el ser humano se canse por estar simplemente de pie? Pues hasta ese punto hemos llegado.

—*Parece un mal final.*

—Y lo es. Vivimos en una sociedad cansada. Derrotada, pero poco o nada tiene que ver a nivel físico. Es todo derivado de un mal enfoque y falta de energía por falta de movimiento. Es un mal endémico que hay que resolver a nivel individual. Es importante saber disfrutar de una buena película porque te aporta entretenimiento, o de tomar el sol en la playa, pero no deberíamos de hacerlo para descansar de nuestra vida. Es casi renegar de la misma y esperar a que pase cada día como por querer quitártelo de encima cuanto antes.

—*Pero entonces, hay que descansar o no?*

—Pues sí, pero no como decías al principio. Lo que he cambiado con respecto a mí mismo y al descanso ha sido entender precisamente eso, que vivía cansado hasta que he empezado a hacer más cosas. Cuando hablo sobre el descanso, me refiero a entenderlo de una manera más correcta. Esto va relacionado con tu percepción, con tu cuerpo y sobre todo con el capítulo anterior. Es muy común, y lo sé porque como todo lo que te estoy contando, me ha pasado Cuando empiezas a hacer cambios, tienes más energía y parece que de repente quieres desfondarte a hacer ejercicio, quieres cada vez más, darlo todo o subir de nivel demasiado deprisa.

Cuando hablo de descanso es precisamente en el sentido de **tómatelo con calma**. Si quieres, en vez de descanso, en esta parte podemos hablar de **reposo**.

Si sales a correr, deja algún día para andar y cambia de circuito. Si vas a la sala de musculación, dedica un día a hacer una ruta por el campo. El movimiento siempre es bueno, pero tu cuerpo, a todos los niveles y sobre todo en aquellos que no puedes percibir, necesita reposo. Tu cuerpo y tu mente tienen procesos absolutamente extraordinarios para repararse después de un día, pero no se lo ponemos fácil.

«Vivimos en una sociedad cansada»

Una buena manera de echarles una mano es optimizando el momento de descanso por excelencia que todos tenemos: Dormir por la noche.

Cada noche tus células se recomponen, tu cerebro se limpia, tus músculos se reparan, y esto lo hacen a través del descanso. Pero tenemos que intentar hacer lo posible por darle a tu cuerpo un descanso de calidad. No es normal que el cansancio o la desgana sean las primeras sensaciones que tengas por la mañana. No lo es. Esto se debe a una mala higiene del sueño, y seguramente sea el momento más importante del día con diferencia.

—No tenía ni idea.

—Ni yo hasta hace no mucho.

—¿Y cómo se puede 'dormir mejor'? ¿Qué puedo hacer?

—Bueno, hay una serie de hábitos que podemos tener para mejorar la calidad del sueño, pero te anticipo que por el estilo de vida que llevamos, y yo incluido, son difíciles de llevar a cabo, pero lo hacemos lo mejor posible. Voy a contarte lo que intento hacer yo. Al final te dejaré enlaces a los especialistas a los que sigo y verás qué bien lo explican ellos.

Vamos a ello:

1- **Cena antes.** En mi caso, salgo de trabajar después de las 22:00h. Cenar antes es muy complicado, pero el tener la digestión hecha antes de irse a la cama es buena idea para dormir más a gusto. Y si las cenas no son particularmente copiosas ya sería perfecto para nuestro objetivo.

2- **Deja el móvil**. O la tele, o el ordenador... La luz azul que emiten le dicen a tu cerebro que aún es de día. Hay ciertas hormonas que regulan el sueño que se activan al caer la noche y no se lo permitimos con los dispositivos electrónicos.

3- **Coge un libro**. O un E-reader, pero que no tenga luz. Va a hacer que estés más en calma y evitarás el problema de la luz azul. Dormirse leyendo es de lo más común y por lo menos en mí tiene un efecto de sedación que ni mil pastillas relajantes. Es ponerme a leer de noche y se me cierran los ojos.

4- **Medita**. Ya hablaremos de la meditación más adelante, pero es una buena idea hacerlo antes de dormir. Yo lo suelo hacer, y las respiraciones controladas relajan y hacen que tengas un sueño más profundo y placentero.

5- **Enfría la habitación**. O si no puedes enfriarla, procura no calentarla artificialmente. Es mucho mejor que el lugar de dormir esté a una temperatura más baja que el lugar donde estábamos antes.

6- **Haz ejercicio**. No sabía si poner este punto, pero llegado a este momento, cuento con que ya lo haces. De todos modos, procura hacerlo no muy cercano a la hora de dormir. Puede ponerte en alerta y hacer que te cueste conciliar el sueño.

7- **Toma el sol**. No en el sentido de irte a la playa, pero el sueño se regula a lo largo de todo el día. Da un paseo por la mañana, o antes de que anochezca. Que tu cerebro entienda qué momento del día es.

8- **Sé saludable en general**. No voy a poner un apartado para cada excitante, droga o bebida alcohólica que no debas tomar, pero vaya. Es de sentido común. El tabaco, alcohol o cualquier droga son malos para cualquier situación, pero en concreto van a hacer que duermas mucho peor y van a interferir en esos procesos de reparación.

—*Parecen muchas cosas, pero no son difíciles de llevar a cabo.*

—Siempre va a depender de cada uno. Del trabajo, los estudios, el ritmo de vida, pero si el objetivo es dormir mejor, claramente sale a cuenta empezar a tomar alguno de estos hábitos. No es fundamental hacerlos todos, pero por pocos que cambies, vas a notar una mejoría inmensa. Y dormir mejor de noche garantiza el estar mejor de día. Observa cómo duermes, las rutinas que sigues y si crees que lo haces bien, como con todos los puntos de los que hablamos.

Si no es así, entiende dónde puedes mejorar y ponlo en práctica. Descansar bien es una de las mejores herramientas con las que contamos.

NOTAS:

7-.

SOBRE RESPIRAR

- La importancia de la respiración -

Suelo contar a mis más allegados un evento que me ocurrió en 2013, aunque no te sé decir exactamente la época porque no suelo ser muy cuidadoso con las fechas, pero es irrelevante. Por entonces estaba sumido en lo más profundo de mi episodio con la ansiedad. Vivía en un estado de alerta constante, pero bueno, al final había aprendido a encajar aquello como podía. Se convirtió en mi normalidad. Incómoda normalidad... Luego hablaremos de lo que es y no es normal.

El caso es que me recuerdo un día volviendo del trabajo. Era mediodía, la hora de comer y siempre hacía el camino andando hasta el trabajo y hasta casa, unos 10 minutos cada uno. A mitad de camino, y aún no sé muy bien por qué, inspiré profundamente. Parecería algo de lo más normal, pero no. Tanto fue así que me descubrí con lágrimas en los ojos. De repente y sin ningún motivo que yo pensase justificado, hasta que caí en la cuenta.

Seguramente no era cierto, pero tenía la impresión de que llevaba 2 años sin experimentar aquella sensación. La de inspirar hondo hasta que se te llenan los pulmones. Hasta que sientes que no te cabe ni una molécula de aire más. Y eso me hizo sentirme extremadamente feliz y profundamente triste al mismo tiempo. Quería recuperar aquella sensación. Quería respirar hondo y quería inhalar todo el aire que pudiera.

Ahí comprendí la importancia de la respiración. Puede acabar modificando hasta tu estado de ánimo, y es porque nadie te enseña a respirar. Sé que parece absurdo, pero piénsalo un poco. Es imprescindible para la vida, lo haces constantemente y varía según el momento en el que te encuentres. Fue lo primero que hiciste al nacer y será lo último que hagas al morir. Lo es todo.

No soy alguien que pueda darte consejos para respirar, ni técnicas ni soluciones, pero lo habrás visto a lo largo de esta obra. Puedo darte recordatorios y una idea.

«Acuérdate de respirar»

—*Pero… Sabes que respirar es fundamental para vivir, ¿Verdad? Todos respiramos queramos o no.*

—*Elemental, y sí,* me hago cargo de que así es, pero en muy pocas ocasiones lo hacemos de manera consciente. Préstale atención de vez en cuando a tu forma de respirar. Dedícale unos segundos a ser consciente de cómo lo haces. Si es profunda o superficial, si lo haces con el abdomen o con el pecho. Si es por la nariz o por la boca. Dale a tu respiración lo mejor de ti y la atención que merece y ella te devolverá justo lo que necesitas.

Una de las primeras cosas que empecé a practicar tras aquel evento y que sirvió para afianzar mi respeto a la respiración fue la meditación, aunque de ella hablaremos más adelante ya que creo que merece un apartado específico.

Algo más tarde de aquello, estuve indagando sobre ejercicios de respiración.

—*¿Ejercicios de respiración? ¿Respirar se ejercita?*

—Y tanto. De mil maneras. De hecho la relación que tenemos con la respiración no es nueva. Se lleva practicando desde hace miles de años. Tanto a nivel deportivo, como militar, como religioso... Hay ejercicios específicos para hacer apnea para sumergirse a profundidades 'imposibles' y en el Yoga es parte fundamental de la práctica.

Ninguna de las técnicas que vi terminaba de convencerme. O bien porque no se adaptaban a mi estilo de vida, que por entonces no era demasiado saludable, o bien porque lo asociaba a prácticas espirituales en las que tampoco tenía interés en participar. De hecho verás que la que voy a contarte, tampoco me caló en un principio, aunque no hizo falta más que ponerme a practicarla para hacerla parte de mi rutina.

Wim Hof

Creo que fue sobre el 2016 cuando escuché hablar por primera vez sobre Wim Hof. No recuerdo cómo fue, pero tengo el recuerdo de mí y de mi pareja tumbados en la cama boca arriba siguiendo un vídeo de YouTube a ver qué tal era el ejercicio. Y si te digo la verdad, poco más recuerdo de aquello. Una incursión superficial que no dejó en mí ni la más mínima huella.

El método Wim Hof se compone de 3 partes:

- Respiración.
- Meditación.
- Agua fría.

Cada una de ellas llegaron en momentos diferentes, ya que yo hacía meditación desde hace años y odiaba el agua fría, lo que explica que no siguiese el método como tal, aunque al final es todo uno. Voy a contarte mi experiencia detallada con cada una de las partes, aunque realmente las separo y no las asocio como un método único. En realidad tengo la sensación de que eran prácticas que ya existían y que yo practicaba a medias. Si quieres al final te dejaré los enlaces a sus canales para que te cuente en profundidad el método él mismo. Acuérdate. Voy a abrirte una ventana. Asomarte es cosa tuya. Ahora sigamos hablando de la parte que corresponde y la importancia de la respiración.

Respiración

No fue hasta casi 6 años después, en julio de 2021 cuando hice verdaderamente mía esa práctica casi por casualidad. Estaba de vacaciones por el norte de España con mi familia, y aunque lo de hacer ejercicio aún no era una rutina del día a día como lo es para mí actualmente, sí trataba de hacer algo de movilidad y ejercicio con mi propio peso, aparte de las rutas senderistas de decenas de kilómetros que nos gustaba hacer aquellos días.

Fue en el sótano de la casa en la que estábamos mientras el resto se preparaba para salir donde me puse a buscar vídeos sobre cómo mejorar el número de flexiones seguidas que hacía. Imagina mi forma física por entonces. El día de antes había sido capaz de hacer 5 o 6 flexiones de manera continua. De repente topé con un vídeo del que luego descubrí que era el canal oficial de Wim Hof y que había borrado de mi mente tras un lustro sin prestarle atención. La premisa del vídeo era bastante sencilla:

"Dobla tus flexiones en 4 minutos..."

Y yo, que soy escéptico por naturaleza, lo primero que pensé es que era una chorrada. En la imagen del vídeo salía Wim Hof , pero la práctica la hacía un chico joven sentado en posición de meditación respirando profundamente.

—*¿Otro vídeo de un vendehumos que va a hacer que mágicamente doble tus flexiones? Ya...*

—Exactamente lo mismo pensé yo. Pero a diferencia de otras épocas de mi vida, hubo un matiz que determinó probablemente el rumbo de todo lo que vino después hasta el momento actual. Me decidí a probar.

—*¿De verdad? ¿No era demasiado bueno como para ser cierto?*

—Sí, pero total, ¿qué podía perder? No costaba dinero, no me iba a llevar más de 5 minutos y en definitiva consistía básicamente en respirar fuerte. Así que lo hice.

—*¿Y funcionó?*

—Ya te digo que si funcionó. Las instrucciones eran las siguientes:

- *Respira profundamente 30 veces*
- *Suelta el aire y vacía tus pulmones.*
- *Ponte a hacer flexiones*

Me descubrí sobrepasando las 5, las 6, las 10 y llegué a 15. Ponte en mi lugar. Un tío con cero masa muscular que se sienta a respirar y sin aire en los pulmones se calza 15 flexiones del tirón. Pues sí que parecía magia, sí... Estaba anonadado. ¿Cómo leches había pasado? ¿Qué había estado haciendo mal todo este tiempo?

Tras el shock inicial, me dispuse a salir a andar al campo como habíamos previsto. Un paseo precioso por un nacimiento en Navarra. Durante varias horas estuve pensando en el tema. Las flexiones eran al final lo de menos. Acababa de experimentar un cambio real y físico única y exclusivamente respirando de forma consciente. ¿Cómo puede ser? ¿Será aplicable a otras áreas o ejercicios? ¿Habrá más información sobre el tema? Como buen fan de descartar variables que soy, probé en los días sucesivos. Hacer ejercicio con las respiraciones, sin ellas, diferentes actividades, con aire y sin aire... No sabía aún lo que era, pero fuese lo que fuese, mi cuerpo reaccionaba positivamente.

Las vacaciones se acabaron, y durante el resto de días, aún pensando en ello, no me metí a investigar a fondo hasta varias semanas después. Había aprendido dos valiosas lecciones que hacía años me hubiesen venido de maravilla:

- Prueba cosas nuevas, aunque te parezcan de entrada difíciles de creer y siempre y cuando parezcan adecuadas.

- Acuérdate del valor de la respiración. No la menosprecies de ahora en adelante.

Luego pasó lo inevitable. Estuve documentándome sobre el tema durante algún tiempo. Este señor y sus proezas son de sobra conocidas. Encontrarás los estudios que tiene sobre mejoras en la inmunidad, el estado físico o mental. Tienes todo el material del mundo para investigar, y todo lo que necesitas sabes está a tu alcance y gratis. Hay docenas de libros y blogs al respecto, youtube está lleno de gente contando su experiencia, además del propio canal personal y los cursos que él imparte, aunque esto último sí es de pago y hecho por su organización.

Si ya quieres profundizar más, es cosa tuya, aunque yo llevo meses siguiendo la más esencial de sus enseñanzas respecto a la respiración:

- Hago 30 inspiraciones y exhalaciones profundas.
- Suelto todo el aire y aguanto el tiempo que puedo.
- Cojo una inhalación profunda y aguanta 15 segundos.
- Repito 3 veces.

Y así lo he hecho cada día desde que empecé a seguirlo, de manera diaria y constante salvo casos concretos que no he podido practicar.

—Al final es solo ser consciente de respirar, ¿no? Es decir, hacer respiraciones de manera controlada.

Exactamente. Al principio las sensaciones son difíciles de explicar. En mi caso, la primera es tratar de decirle a alguien que aguantas casi 3 minutos sin respirar y sin aire en los pulmones cuando unas semanas antes tenías una capacidad pulmonar que no te hubiese permitido esos logros ni en tus mejores sueños.

La segunda es más difícil aún, y es la sensación que tienes cuando terminas. Yo suelo referenciarla como la misma sensación que tengo tras una meditación profunda. Un estado de calma y bienestar, e incluso con todo eso, sientes muchísima energía. Tiene mucho sentido fisiológicamente hablando. Has oxigenado cada célula de tu cuerpo y tu cerebro está listo para empezar el día, o por lo menos en mi caso, ya que es lo primero que hago al despertar.

Si te digo la verdad, siendo tan sencillo como es y no implicando más de 10 minutos en mi rutina diaria, diría que es uno de los hábitos más simples y a la vez que me han cambiado más profundamente. Ha hecho que sea mucho más atento con mi respiración, que la cuide más, que me dé más cuenta de cuando estoy respirando mal, bien sea por prisas, estrés o nervios y sobre todo, me ayuda a empezar el día de forma activa, ya que como he dicho, es lo primero que hago al levantarme.

—*Tendré que probar entonces.*

—Créeme que lo harás. Y si vas a hacerlo, infórmate bien, busca experiencias de otra gente y sobre todo no hagas ninguna estupidez como ponerte a practicar las respiraciones en el agua o conduciendo.

—*¿Por qué?*

—Porque en un momento dado, puedes sentir una ligera sensación de mareo. No pasa nada si estás en el suelo o en una silla, pero ir al volante o sumergirse es peligroso. No seas inconsciente.

—*Lo tendré en cuenta.*

—Disfruta de la experiencia. La respiración tiene algo inexplicable que te aporta muchísimo con tan poco.

...Inhala...

NOTAS:

8-.
SOBRE MEDITAR

El primer acercamiento a la meditación puede ser difuso, complejo y lleno de contradicciones. Puedes topar de lleno con cientos de técnicas diferentes, escuelas ancestrales y maestros. Además, si vas con una actitud de escepticismo como yo, te vas a topar con la necesidad de rebuscar hasta intentar eliminar cualquier rastro de misticismo que se pueda relacionar con lo que quieres hacer.

—*Normalmente este tipo de prácticas místicas me echan para atrás.*

—Lo sé, y a mí. Y ojo. Me parece fantástico cualquiera que quiera enfocar la meditación como algo religioso, oculto o esotérico. Yo voy más al pragmatismo, pero recuerda que aunque a mí esa parte me resulte ajena, cada cual encuentra su manera y la mía no tiene que ser necesariamente la mejor. Es sencillamente la mía.

—*¿Cómo empezaste a meditar?*

—Mi primer contacto fue una llamada de auxilio relacionada con lo que comentaba antes sobre el no respirar bien. Como basé mi ansiedad en la hipocondría, se despertó en mí una sensación terrible de que estaba enfermo casi constantemente. Enfermo de no poder respirar, aunque me habían hecho pruebas y como soy un afortunado hipocondríaco, el resultado fue que no tenía nada.

Recuerdo que uno de los peores ataques de ansiedad que he sufrido me hizo salir empapado en mitad de una ducha porque no podía respirar y pensaba que ahí acababa todo.

—*Qué mal...*

—Sí, pero fue útil en cierto modo. Relacionado con intentar parar la ansiedad, todo llevaba a la meditación, y al intentar paliar el torbellino imparable de nervios y pensamientos recurrentes y negativos que era mi mente aquellos días. Seguí buscando, viendo horas y horas de vídeos y charlas, hasta estudios científicos y acabé abriendo la puerta a una práctica que determinaría en cierto modo mi manera de enfocar las cosas desde entonces. Intentaba centrarme menos en los elementos espirituales y más en los conceptos más científicos o pragmáticos. Los primeros pueden resultar atractivos, pero en mi caso prefería ir al meollo de la cuestión y aprender la técnica, aunque aprendí mucho sobre rituales en diferentes partes del mundo y prácticas religiosas, y es realmente interesante.

Como he dicho antes, tras bucear en un mar sin fin de diferentes técnicas y enfoques, me quedé con lo que considero que son las bases fundamentales de una buena práctica meditativa. A veces menos es más y en mi caso se cumplió a la perfección. Los puntos son lo siguientes.

1- **Siéntate cómodo**. Da igual si es en una silla en el suelo o sobre un cojín. En mi caso prefiero no tumbarme para no dormirme. Puedes cruzar las piernas o tenerlas apoyadas en el suelo. No te agobies si no puedes poner la postura del 'loto'. Ya te anticipo que no es condición *sine qua non*.

2- **Cierra los ojos**. Lo puedes hacer con los ojos abiertos o mirando una luz. Yo prefiero hacerlo a oscuras, pero si tienes alguna fuente de luz no hay ningún problema. El cerrar los ojos es porque de manera natural va a mejorar nuestra concentración.

3- **Céntrate en tu respiración**. Respira por la nariz desde el abdomen o el pecho, sé consciente de la manera en la que lo haces y trata de centrarte en seguir esa respiración durante la meditación. Inhala y exhala profunda y lentamente, sin prisas y siendo plenamente consciente del recorrido que hace el aire desde que entra por la nariz hasta que vuelve a salir.

4- **Observa tus pensamientos**. Meditar no es dejar la mente en blanco como mucha gente piensa. Eso es imposible. Observa tu respiración hasta que aparezca un pensamiento, y cuando aparezca, no te enfades ni desees que no esté ahí. Obsérvalo, entiéndelo y deja que se marchen una vez que vuelvas a centrarte en respirar. En esencia, para mí, no hay más acerca de la meditación.

—*Pensaba que era algo mucho más 'profundo'.*

—Profundo es. Puedes hacerlo todo lo místico que quieras, pero básicamente eso es todo. No necesitas un Yapa Mala, ni incienso, ni siquiera silencio absoluto. Esto va de encontrarse con uno mismo, y eso podemos hacerlo todos en cualquier momento. Para mí la práctica de la meditación se reduce a eso. No necesitas más de 10 o 15 minutos al día para notar el efecto. En mi caso, tenía una serie de pensamientos recurrentes constantemente rondando mi cabeza. Era como un barullo de sonido interno que no callaba nunca, y mucho menos cuando meditaba. Poco a poco, con la práctica, tu mente va encontrando esa quietud natural. Ese 'ruido' desaparece y de repente notas como que tu mente era algo más silencioso de lo que tú pensabas y sobre todo de lo que acostumbrabas a sentir.

Eso sí, algo que me sirvió de mucho entender fue que la meditación no podía servir como un analgésico. No medites cuando te encuentres en el peor momento del día. Busca un ratito de calma y ve practicando, pero si te pones a meditar en plena crisis, sea por lo que sea, acabarás más enfadado y frustrado que antes de empezar. No es una píldora que tomas para relajarte cuando estás de los nervios. Es un entrenamiento para que los nervios no aparezcan.

—*¿Y cuánto tiempo hay que hacerlo?*

—Esto no tiene un tiempo determinado. Como todos

estos hábitos, cuando los interiorizas, tu propio cuerpo te lo acaba pidiendo. Yo suelo guardar un rato antes de dormir. Unos 15 minutos que dedico a meditar justo antes de irme a la cama. Cuanto más medites, más en calma estará tu mente y más te pedirá meditar día a día. No es algo que haya que hacer por obligación, como nada de lo que he escrito o de lo que voy a escribir, pero te aseguro que con dedicarle unos pocos días, vas a tener ganas de hacerlo de manera natural.

El bienestar es algo que apetece y lo que sienta bien, suele pedirte que le dediques tiempo.

«Cuanto más medites, más en calma estará tu mente y más te pedirá meditar día a día»

NOTAS:

9-.
SOBRE EL FRÍO

«*Aprende a usar el frío como espejo para conectar contigo mismo*»

Wim Hof

Te lo aseguro. No se me ocurre, hablando de este proceso de cambios, un hábito más desagradable que el de empezar a darme baños de agua fría.

—Joe. Pues empezamos bien...

—Te dije que iba a ir de frente. Esto no lo suelen contar, ya que se centran en los beneficios, que los tiene, son muchos y los veremos en mi caso personal más adelante, pero es imposible explicar lo malas que son las sensaciones que tienes cuando te enfrentas a tus primeros baños o duchas en agua fría, sobre todo cuando llega el otoño/invierno.

Viendo vídeos de YouTube o leyendo a alguien que te cuenta su experiencia, cuesta trabajo de asimilar, así que esto es lo que voy a hacer yo, pero sin saltarme nada. Voy a contarte mi experiencia y, como siempre, con lo bueno y lo malo.

Poco tiempo después de empezar a practicar los ejercicios de respiración y continuando con la meditación de manera más o menos constante, me puse al lío con la tercera punta de la tríada que conforma lo que sería el 'método' de Wim Hof, el agua fría. Si bien este señor unificó 3 de las prácticas más beneficiosas para un estilo de vida saludable, hace eones que se conoce el efecto positivo de los baños o las duchas de agua fría. En la antigua Roma tenían los Frigidariums, baños donde las visitas podían disfrutar del agua helada, y hasta la actualidad en, por ejemplo, los países más septentrionales, es casi un ritual, y estoy seguro de que algún vídeo has visto de alguien haciendo un agujero en el hielo superficial de un lago para meterse a disfrutar de un bañito...

—*Lo paso mal simplemente viéndolo.*

—Pues verás cuando te pongas a hacerlo.

Mis primeras veces fueron bastante duras, desagradables como no podía imaginar e incluso en alguna ocasión hasta dolorosas. El proceso era simple. En mi caso, al tener una piscina comunitaria al aire libre y al haberme animado a empezar a practicar en octubre, todo había conjugado perfectamente bien. Agua y frío. Ahora solo faltaba el dar el primer paso, y no veas si costaba ese primer paso.

Ahora lo recuerdo con la seguridad y la confianza que me da el haber continuado con este hábito durante meses, pero los primero días e incluso me atrevería a decir semanas, se hace duro. Durísimo. Primero tienes la barrera psicológica de que tu mente sabe que el frío no es agradable. Todos hemos abierto el grifo de la ducha y hemos esperado a que se ponga caliente dando saltitos mientras nos caían las gotas frías. Una vez que vences ese punto y metes el primer pie en el agua, viene la barrera física.

Tu cuerpo siente el frío y te dice a través de

estímulos nerviosos que qué estás haciendo. *"Pero bueno, ¿no te estaba diciendo tu cerebro que esto es molesto? ¿Quieres hacerle caso, animal?"* Así me imagino una hipotética conversación de mi cerebro. Cuando empiezas a sumergirte te enfrentas a una serie de eventos que hacen que abandonar sea algo que se te pase por la cabeza durante todo el tiempo que estás frente a frente al frío. Te pongo de ejemplo las cosas que sentía:

- Me faltaba el aire y era imposible respirar con normalidad.

- Se me aceleraba el pulso.

- Se me cogía un nudo en la garganta.

- Sentía una verdadera sensación de descontrol.

- Un temblor incontable.

- Todo mi cuerpo se empeñaba en generar calor y la manera más eficiente que tiene es haciéndote temblar para ver si vuelves a una temperatura normal, como la que había antes de empezar.

- En ocasiones, si me sumergía hasta las orejas, me dolía horriblemente la nuca. Por encima justo entre la espalda y el cogote...

—*No parece muy apetecible.*

—¿Al principio? Ni de coña. Pero fueron pasando los días y seguí bajando cada mañana. Y lo que era una experiencia casi traumática fue convirtiéndose poco a poco y a través del entrenamiento en casi una necesidad. A pesar de todo seguía bajando a la piscina y si no podía, me duchaba con el agua totalmente fría. Lo primero que aprendo de aquello es que mi lucha no tiene que ser con el frío, sino con esa parte de mi mente que no quiere enfrentarse a él. Según mi criterio, hay un término medio que no consiste en rechazar lo que me hace sentir ni luchar contra mi mente. Si acepto el hecho de que ese frío forma parte de ese momento y lo observo de cerca, siento cada sensación que me aporta y entiendo los procesos de mi cuerpo por afrontarlo (que no enfrentarlo), todo cambiaba.

La respiración se calmaba. El corazón no se aceleraba. Ya no perdía el control y era capaz de mantener el mismo ritmo de exhalaciones e inhalaciones que antes de entrar. Ya no temblaba. Mi cuerpo lo asumía como parte de la rutina. Mi mente dejó de mandar mensajes de alerta y dolor, y se abrió otra puerta que hasta entonces desconocía. Todos mis pensamientos se esfumaban. Toda mi conciencia se mantenía en esas sensaciones. En ese frío. Y todo era calma. Ahora entendía bien el hecho de juntar esto con la meditación y los ejercicios de respiración. Todo acababa en lo mismo: **Silencio**. Pero silencio mental. Solo hacía falta centrarse en ello.

A partir de ahí, como comentaba, pasó a ser parte de mi rutina diaria. Salvo casos muy excepcionales, desde entonces cada día me he sumergido o duchado con agua fría, una o varias veces y cada vez apetece más independientemente del clima.

He de decirte que desde que empecé me he bañado en ríos, playas y lagos en todas las épocas del año, incluido alguno que venía del deshielo, y he comprobado como la práctica ha hecho que no solo me siga sentando bien, sino que además puedo confirmar parte de los beneficios que suelen comentar.

—*¿Como cuáles?*

—Sobre todo, como te decía antes, a nivel mental. Te despeja, te da energía y de alguna manera notas esa claridad en el pensamiento. Tu mente se despeja, se limpia... Es difícil de explicar. Es mejor experimentarlo. Y de la misma manera, hay beneficios que comentan y que no puedo afirmar.

—*¿Lo del sistema inmune?*

—Efectivamente. Gran parte del éxito de este ejercicio es que, junto a la respiración, fortalece el sistema inmunitario. Cierto es que hay estudios que avalan la exposición al frío como estresor positivo para fortalecer la inmunidad, son muchos y desde hace décadas que se ha estado estudiando, y en mi caso es cierto que no he enfermado desde que lo practico, pero no podría afirmarlo categóricamente. Eso se lo dejo a los expertos.

—*Quizás sea buen momento para probarlo.*

—Siempre es buen momento para cambiar algunos hábitos e incorporar otros. Si tuviese que elegir, te diría que este ha sido uno de los que más profundo ha calado en mí a la vez que ha sido uno de los que más trabajo cuesta de implementar por el 'sufrimiento' que supone al principio, pero tenlo claro, ese sacrificio se ve recompensado con creces con la práctica.

«Hay un término medio que no consiste en rechazar lo que me hace sentir ni luchar contra mi mente»

...Una inhalación profunda más...

NOTAS:

10-.
SOBRE LA LECTURA

Has llegado hasta aquí, así que salvo que ese hecho se deba a que se hayan alineado los planetas de repente, o a qué se haya dado una casualidad de lo más improbable, estas sujetando este libro porque tienes la sana costumbre de leer.

—*Lince...*

—Tú me entiendes.

Mi enfoque con este punto es más de encontrar la herramienta adecuada frente a la lectura que a recomendaciones en particular, aunque las habrá.

Si pudiese darte un solo consejo en esta vida, sería:

Lee

Uno no se da cuenta del poder de las palabras hasta que verdaderamente es capaz de verse inmerso en ellas.

Nunca pensé que la lectura pudiese provocar un cambio tan significativo en mi forma de pensar como lo ha hecho.

Desde hacía tiempo, unos 15 años, quizás más, había

perdido la costumbre de leer. Nunca he sido un 'devorador de libros', pero digamos que algo de novela histórica, algo de terror y ciencia ficción así como los clásicos más consumidos de cada época, sí que los había leído, pasando por Harry Potter hasta el archiconocido Los pilares de la tierra. Siempre había sido un lector que buscaba el entretenimiento, y con aquellos libros, lo conseguía. También era fácil encontrar la diversión ahí. Dependerá de la edad, pero en mi infancia y parte de mi adolescencia internet era algo que solo podías usar a determinadas horas y que se cortaba si llamaban por teléfono a casa, sin contar que la oferta que había por entonces se limitaba a versiones primigenias de lo que en un futuro acabaría siendo Youtube... En fin, que me desvío en mi vejez.

Leía por diversión y nada más. No tenía un objetivo. Con la proliferación de nuevas formas de entretenimiento y el crecimiento de Internet, como muchos, perdí esa costumbre, y aunque fuese únicamente como diversión ya no formaba parte de mi día a día. Lo había sustituido por foros, vídeos y actividades que me aportaban entretenimiento de forma más inmediata.

—*Dopamina en el siglo XXI.*

—Y que lo digas. No ha sido hasta hace relativamente poco cuando casi repentinamente, tuve el impulso de querer volver a retomar la lectura, pero en esta ocasión no se trataba de buscar entretenimiento, sino que una parte de mí ansiaba **aprender**. Desconocía el porqué, pero el entretenimiento no me entretenía, y disfrutaba mucho más adquiriendo conocimientos concretos que viendo a otros hacer alguna chorrada. Entonces me puse a pensar en qué podía empezar a leer y en quién podía enseñarme más que nadie sobre todo lo que quería saber. Pues la respuesta llegó y efectivamente, fue la filosofía. Mi relación con esta fue bastante desastrosa en el instituto. Eran clases aburridas, tediosas y jamás supieron inculcarme el amor y el respeto que siento ahora hacia todo ese mundo.

—*Es difícil dar con un profesor que sepa aportar ese punto extra que merece.*

—Exacto. Al principio del capítulo te hablaba de que quería utilizar este apartado para hablarte de la herramienta de la lectura. Esto se debe, como todo este libro, a mí experiencia personal y al acercamiento que hlce a mis primeros intentos de leer. Ya tenía claro que quería leer filosofía, y como tenía práctica con la meditación y como ya había tenido contacto con las enseñanzas Budistas y el Canon Pali, se me ocurrió tirarme de cabeza a la filosofía oriental. Cogí de la estantería el Tao Te Ching de Lao Tsé...

—*¿Y bien?*

—Buah. No entendí nada.

Había sido un salto al vacío sin red, pero me lo leí entero en un par de días. Vi aquello como un conjunto de máximas crípticas e incomprensibles que obviamente no estaba preparado para comprender.

Seguí con intentos aislados entrando en el mundo de los clásicos. Socrates, Platón y Aristoteles. Y el resultado, sin ser el mismo que con el primero, seguía siendo insatisfactorio. Algo entendía, pero no estaba disfrutando con aquello. Algo fallaba.

Y en cierto modo, hoy por hoy creo que fue lo mejor que pude hacer. No entendía el trasfondo, pero mi ignorancia mezclada con ese conocimiento, me enseñó que quizá debería de seguir otro camino. Y así lo hice.

—*¿Qué camino?*

—Entendí que antes de meterme a leer a los clásicos de la filosofía, sería conveniente leer a alguien que ya los entendiera y me explicase qué querían decir. De esa manera, cuando los leyese de nuevo, tendría un **contexto**, y esto es fundamental. Yo probablemente sea contemporáneo tuyo, pero si esto lo leyese alguien dentro de 2500 años, igual sería conveniente que le explicasen cómo era el mundo en el que tú y yo estamos viviendo.

—*Eso ayuda a entender muchas cosas.*

—Así es. De modo que me puse a ello. Y gracias a esa maravillosa herramienta llamada Internet, no me fue difícil encontrar una lista cortita, de 3 o 4 libros de introducción a la filosofía que luego te recomendaré. Fue una idea estupenda, ya que me hizo quitarme de la cabeza la 'exclusividad' de la Grecia clásica y meterme en la filosofía sin importar la fecha o la parte del mundo de la que proviniese, o al menos tener un rango más amplio para explorar y que no había contemplado originalmente. Me puse a ello, y me encantó. Estaba aprendiendo muchísimo, y descubrí dos puntos fundamentales:

1- No hacía falta que fuese afín a las enseñanzas para disfrutar de ellas. Había cosas con las que podía discrepar o que simplemente me resultaban contradictorias con respecto a otras filosofías, pero daba igual. El objetivo no era juzgar, sino aprender, y aprender perspectivas con las que no comulgas, también es aprender.

2- Resulta verdaderamente increíble cómo cualquier enseñanza filosófica es perfectamente aplicable a la situación actual. Da igual si es oriental y occidental o si tiene 200 o 2000 años. Toda la filosofía funciona en cualquier circunstancia que se dé hoy en día.

He pasado por diversas etapas. He leído filosofía oriental de siglo V a. C, he leído otras ramas que acabaron estableciéndose como religión. Filosofía más pragmática y más espiritual. La filosofía me ha enseñado mucho... Pero sobre todas las cosas me ha enseñado a pensar. Damos por hecho que pensamos constantemente, pero nada más lejos de la realidad. Pasamos el día en piloto automático, sin objetivos, o con objetivos borrosos o inalcanzables, o peor aún, objetivos erróneos y que acabarán desembocando en la infelicidad, y precisamente ser consciente de esto, fue el impulsor de todos los cambios que acabé realizando y entre ellos, la creación de este libro.

Al final te dejaré una lista de libros que puedes leer, pero con el tiempo de que disponemos, hay infinitos. Algunos te gustarán más que otros, con algunos estarás de acuerdo y con otros no... Experiméntalos todos y sacaras algo de todos y cada uno de ellos.

Todo lo que ocurre hoy, ha pasado antes, y gente mucho más lista que nosotros estuvo allí para preguntarse el por qué. Hagámosles caso.

«La lectura, sobre todas las cosas me ha enseñado a pensar»

NOTAS:

10.1-.
SOBRE EL ESTOICISMO

Voy a incluir este punto como un extra del anterior. Con esto no quiero hablar de si soy estoico o no. Como ya hemos comentado, las etiquetas no me sientan bien, y tanto es así que incluso los estoicos renegaban de decir que lo eran. Preferían actuar como tal sin hacer mención a su condición filosófica. De hecho hablaban del 'estoico' como alguien irreal. Inalcanzable. Eso hace que pongas los pies en la tierra en seguida.

—¿Y por qué hablas concretamente de esta rama filosófica?

—Porque en mi caso, se adaptó perfectamente bien a mí. Descubrí que gran parte de sus enseñanzas ya las aplicaba desde hacía años, casi de una manera natural, y al estudiar a los grandes maestros de esta corriente, no solo me vi inmerso en una comprensión profunda de mí mismo, sino que me ayudó a entender los comportamientos de la gente que me rodeaba. Maravillas de la filosofía. Lo que era útil hace 2000 años, lo sigue siendo a día de hoy.

No voy a darte la brasa hablando de si el estoicismo es mejor o peor que otras filosofías, precisamente porque una de las mayores lecciones que he aprendido es que **no existe un único dogma válido**. Eso que tanto buscamos, que nos venden en libros y en la tele como la solución definitiva a nuestra desgracia, no existe, ni moderna ni antigua, ni a través de filósofos ni de gurús...

—¿Por qué?

—Porque el único dogma que vas a seguir es el que seas capaz de interiorizar. Hay partes del estoicismo que siento que se adaptan perfectamente a mi ser, a esa parte más profunda de mi conciencia, pero hay muchas que no entiendo o directamente me cuesta compartir. Y lo mismo con el Budismo u otras doctrinas a las que me he acercado este tiempo. La ventaja que tiene acercarse a diferentes filosofías es precisamente esa. Tienes la libertad de crear la tuya propia a través de las enseñanzas de todas.

Siento que el estoicismo te hace el total y absoluto **responsable de ti** y de tus sentimientos, y eso me parece liberador. Piensa en ello. Imagina que tuvieses la capacidad de que tu respuesta ante cualquier acción negativa que alguien dirigiese hacia ti fuese la compasión, lo entendieses y fueses capaz de no sentirte mal te hiciesen lo que te hiciesen, ¿no lo querrías?

—Pues sí. Pero tiene que ser dificilísimo.

—Suena extremadamente complicado, pero es una enseñanza que se puede absorber. Nuestro malestar y dolor es directamente provocado por la opinión que tenemos sobre los actos de los demás. Deja de lado esa opinión y dejarás de lado el dolor. No te puedo explicar exactamente cómo funciona, pero lo hace. El sentirme responsable de mis sentimientos y quitarle la carga a los demás, me ha hecho tomar las riendas de mi bienestar. ¿Por qué elegiría sentirme mal si alguien me insulta si puedo elegir no hacerlo? Repito. Es muy difícil llegar a ese punto, pero se alcanza. Luego te dejaré literatura de sobra para que la consultes. Los expertos te lo harán entender mucho mejor que yo.

Otro de los puntos que más me gusta sobre esta filosofía es el concepto de **virtud**. Recuerdo pensar de niño que el vivir era como ir descubriendo piezas de un puzzle. Un puzzle que tenías que ir montando y que solo podía servir para ser más grande e ir a mejor. Vivir tenía que servir para ser cada vez mejor, y parece que así es como ve el estoico la vida. Sabes lo que es lo correcto. Siempre. Igual te han educado de una forma u otra, pero algo en el fondo de tu ser sabe lo que es correcto. Pues esfuérzate en hacerlo. Da igual lo que piensen o vayan a pensar los demás. Sé correcto. Busca esa virtud. Y hazlo por ti y porque sabes que es lo correcto. No por orgullo o por buscar el agradecimiento o el reconocimiento. Única y exclusivamente por ti y porque sabes lo que tienes que hacer. En eso se cimenta todo.

Por último, para dejarte solo alguno de los puntos clave y permitirte que descubras los demás por ti mismo, te voy a hablar de la interpretación que hacían del **control**. Los estoicos tienen una fantástica manera de enfocar su estado basándonos en lo que está y lo que no está bajo nuestro control, y prácticamente todo forma parte del segundo grupo. No hay nada que esté fuera de tu control que deba de inquietarte, preocuparte o cambiar tu ánimo, y es precisamente por eso. No depende de ti. No puedes cambiar el resultado ni provocar que esa acción o evento sea de otra manera. Eso es otro soplo de libertad. Si puedes hacer algo, serás capaz de cambiar el resultado, si no, no tienes que sufrir por ello. Llega la aceptación y la asunción de cómo son realmente las cosas que hasta ahora te molestaban y te hacían enfurecer.

—¿Y de repente todo eso desaparece?

—En realidad no es de repente, sino que es un aprendizaje que con el tiempo y la lectura vas interiorizando. Ninguna de estas enseñanzas funciona porque te obligues a sentirte así, sino porque realmente dentro de ti se crea un estado de calma, de paz, que hace que desaparezca esa angustia por esto que hemos visto. Es instintivo y desaparece sin casi darte cuenta. Es principalmente el motivo de que explicar este tipo de actitudes sea prácticamente imposible. Puedes poner ejemplos, actuar de manera correcta y tratar de que los demás sientan lo que tú, pero el único con el que vas a poder compararte es contigo mismo, una vez más. Intentar que alguien que no actúa de esa manera o que no percibe cualquiera de las enseñanzas desde la propia experiencia entienda esto es tremendamente complicado. Por eso lo repito una y otra vez.

Mi experiencia puede no ser la tuya. Esto debe de servir para que descubras que hay otros caminos, no para que tomes uno concreto y menos si es el mío. Busca, lee, experimenta y comparte. Entiende, asimila y cambia de camino cuando no te guste el que estás tomando. Todo lo demás es inútil.

—¿Y ya está? ¿Eso es todo el estoicismo?

—Para nada. Algún día quizás escriba más en profundidad sobre el estoicismo, pero hoy estoy aquí solo para mostrarte que existe, que me ha ayudado y que es útil. Tienes toda la literatura de Séneca, Marco Aurelio o Epicteto para empaparte de la filosofía en profundidad.

Hay incluso autores más modernos que también lo explican en profundidad y que te recomendaré al final del todo. Te recomiendo encarecidamente que leas al menos las bases fundamentales. Pueden suponer un antes y un después en tu manera de entender la vida. Tu vida.

«No existe un único dogma válido»

NOTAS:

11-.
SOBRE TU TIEMPO

No tengo claro ahora mismo si este capítulo va a quedar más largo de lo que imaginaba en un principio, pero me parece justo dedicarle al tiempo el tiempo que merece.

—*Qué bien traído el primer párrafo.*

—Gracias. Se ve que con la práctica de escribir estos recursos salen casi solos.

La percepción del tiempo siempre ha sido algo tremendamente complejo y difícil de asimilar. Mientras te lo estás pasando bien, el tiempo se va volando, siempre tenemos la sensación de que deberíamos de haber aprovechado mucho más el tiempo, y si te paras a pensarlo, por mucho que hablemos del pasado o del futuro, como concepto se nos escapa entre los dedos inevitablemente. No sé si seré capaz de expresarlo con la misma claridad con la que siento estos conceptos. Creo que en este caso encajar alguno de los apartados requiere de una interlorización muy profunda de los conceptos, pero lo haré lo mejor que esté en mi mano para que puedas verlo como lo hago yo.

Hay varios puntos que he terminado asimilando con respecto al tiempo, tanto a nivel **vital**, como la percepción del pasado, el presente y el futuro, como a nivel pragmático del uso del tiempo. No es fácil encajar algunos de los conceptos, pero de forma personal, una vez que abrazas según qué conceptos, se produce un efecto liberador, aunque al principio pueda resultar incluso desagradable. No tomes esto como algo negativo, sino como el proceso de mi experiencia. Es posible que haya cosas que cueste digerir en un principio.

1- **Vas a morir**.

De hecho vamos a morir todos. No le des muchas más vueltas al asunto. Decían que la muerte está tan segura de su victoria que nos da una vida entera de ventaja. Esto no lo digo siquiera por hacer referencia al famosísimo "memento mori" de los antiguos generales romanos. Puede que con una tipografía de escritura a mano quede chulo como tatuaje, o como post de Instagram, pero es muy, pero que muy difícil interiorizarlo, y probablemente sea uno de los puntos más reveladores de mi aprendizaje. Voy a morir. Resulta paradójico que haya pasado la mayoría de mi vida con temor irracional hacia esa frase y su significado cuando no la comprendía, y ahora que sé mejor que nunca que es una realidad, me haya resultado incluso necesario recordármela a menudo. Quiera o no es el acuerdo al que llegamos con la vida en un principio y que hay que pagar al final.

—*¿Pensar así no es negativo?*

—Para nada. Lejos de ver esto como algo negativo, me parece absolutamente maravilloso contemplarlo de esta forma. Tienes en tus manos la vida, y la muerte solo aparecerá cuando no puedas presenciarla. La vida es la percepción de sensaciones y la muerte la privación de las mismas. No pueden coincidir en el mismo tiempo. Es una enseñanza que me resulta bastante útil del epicureismo. Clara, concisa y en cierto modo, un alivio. Al final de los peores momento que pasé con la ansiedad y esa sensación que tuve durante años de 'te estás muriendo', el recordar este principio me ayudó profundamente hasta tal punto que me repetía como un mantra: "Si te mueres, que te pille viviendo". Lo enfocaba así porque acabé entendiendo que no estaba disfrutando de la vida lo más mínimo. Necesitaba un cambio y esa forma de pensar me abrió la puerta a tomarme la muerte de otra manera. Y aún mantengo ese pensamiento en mi día a día.

Tenemos las cartas de la vida para jugarlas como queramos. Y tenemos un tiempo limitado, no sabemos cuánto, y aunque por probabilidad podemos hacer cálculos y estimar el tiempo de vida medio de nuestro entorno, estos pueden fallar al primer accidente, así que mejor no mirar demasiado hacia adelante. Vivir asustados por un hecho tan inevitable como la llegada del fin de la misma es dolorosamente inútil, créeme que lo sé. Es una realidad que no vas a poder cambiar y menos quedándote sentado esperando a que llegue.

No creo que esté enfoque sea negativo, más bien al contrario, pero tampoco me gusta verlo desde un punto de vista motivacional, sino más bien como una realidad que me ayuda a tener el control. Interiorízalo y úsalo en tu favor. Una vez que eres consciente de que estás aquí durante un tiempo indeterminado, pero finito, te otorgas el poder de ser consciente de ello y actuar en consecuencia. Usa con conciencia el único bien real que posees, lo cual nos lleva al siguiente punto.

2- **Solo dispones de tu tiempo**.

No tienes nada más. Piénsalo. Cualquier artículo material, puedes perderlo, puede romperse o deteriorarse. Puede dejar de servir para lo que servía o pueden robártelo en in descuido.

El dinero es solo un papel, un metal o un número en una cuenta bancaria que está sujeta a que otras personas que no son tú le den el valor que esperan que tenga y tienes que confiar que la gente va a querer cambiártelo por un bien o un servicio concreto.

Tu cuerpo tampoco es algo bajo tu control. Puedes padecer una enfermedad, un accidente o cualquier evento que te haga no estar en plenas condiciones físicas.

Séneca fue muy claro con esto, y da la sensación de que le importaba extremadamente el concepto de tiempo. Decía en sus 'Cartas a Lucilio':

"Todas las cosas nos son ajenas, querido Lucilio; solamente es nuestro el tiempo. De esta única cosa nos puso en posesión la naturaleza, pero es tan ligera y resbaladiza que nos la puede quitar cualquiera."

Y si lo piensas profundamente, te darás cuenta de que así es. Es el único bien que nos pertenece, ya que determina todo lo que engloba desde el inicio de nuestra vida hasta el final de la misma.

Me resulta abrumador escuchar a la gente decir a la ligera cosas como *"A ver si se acaba ya el día de hoy"* sin ser conscientes de que lo único que tienen es ese tiempo del que por algún motivo que no soy capaz de comprender, quieren desprenderse.

No regales tu tiempo. No lo desperdicies ni pidas que pase rápido en ningún momento. Llegará un día en que querrás darlo todo por tener un minuto más con alguien. Úsalo ahora que puedes.

3- **El pasado, hoy, es irrelevante**.

Al principio del libro, le agradecía su participación a absolutamente todos los que han estado en contacto conmigo a lo largo de toda mi vida. A los que me han hecho bien y a los que, deliberada o inocentemente, me han hecho mal de alguna forma. No hay ningún sentimiento de rencor en ninguno de ellos, por una cuestión de aprendizaje. Absolutamente todos me han enseñado algo, aunque en su momento, los que me hicieron mal, provocaron en en mí dolor y malestar. Puedes aprender de los malos a cómo no actuar.

No obstante, hablamos del pasado, y cómo según lo interpreto yo, no tiene validez en este momento si verdaderamente sientes que perteneces a **este preciso instante**. Estamos de acuerdo en que lo ocurrido en el pasado, tanto para bien como para mal, ha sido partícipe de tu desarrollo como persona. Cada evento que has vivido ha contribuido a que hoy sea como eres (como crees que eres), pero ¿por qué tengo que aferrarme a partes o vivencias de mi pasado si puedo elegir no hacerlo?

—*¿El pasado no te determina?*

—El pasado te condiciona. Solo te determina si te traes el pasado al presente constantemente. Deja marchar sea lo que sea lo que te haya pasado atrás, tanto bueno como malo. No tiene importancia en lo que quieras ser hoy, en este instante. No le des el privilegio a la gente que te ha hecho daño de dedicarles tu atención. No se lo merecen. Deja que se queden donde están y sigue tu camino sin volver la vista hacia atrás.

Recuerda que todo esto trata de ti, y de mí, y si algo he aprendido es que sea lo que fuese lo que me pasase en el pasado, en mi realidad de este instante, no puede hacerme daño de ninguna manera.

Permítete olvidar.

4- **Ten un objetivo que no puedas cumplir**.

Hace algún tiempo llegó a mí un concepto nuevo. El de **Ikigai**. Me lo presentó mi pareja, la responsable de mostrarme muchísimo del conocimiento que ha provocado los cambios que he experimentado. Desde el principio tuve un problema con el concepto, que es infinitamente más amplio y complejo de lo que voy a desarrollar aquí, pero que en esencia es tener 'un objetivo de vida', tu razón de ser. Una motivación que te lleve a levantarte cada día.

De entrada, no me gustaba esa idea, por lo mismo que no me gusta la idea de plantear objetivos, y al contrario de lo que pueda parecer, no es por miedo al fracaso, sino al éxito.

—*Explica eso, porque es bastante extraño.*

—Lo sé. Imagina que trabajas en una gran empresa. Del tipo que tu quieras. Te han enseñado en el cine, y en la sociedad en general esa idea de éxito que es la de conseguir ascender. El clásico camino que va de entrar repartiendo el correo y a base de trabajo duro acabar siendo socio de un bufete de abogados de prestigio.

Bien, del punto inicial al final hay una serie de objetivos que cumplir. Cambiar de puesto, ir ascendiendo, llegar a cargos de responsabilidad...

Las personas se van enfocando en esos objetivos. Dejan de lado amistades, familia, aficiones. Todo por cumplir el objetivo. Con algo de suerte y trabajo duro, vas cumpliendo cada uno de los que te habías propuesto. Imagina el caso ideal de llegar al final de tu cadena de objetivos...

¿Y ahora qué?

—*¿Ahora qué?*

—Pues que se acabó. Has llegado a la meta, y ya no hay más. Da igual que tu objetivo sea más o menos ambicioso. Una vez lo logres, la sensación que sustituye a esa ilusión por conseguirlo es el vacío de haberlo hecho. No tienes más por lo que pelear. Fin del juego.

Desgraciadamente creo que con ese enfoque, estamos programados para ser infelices. Desde el budismo en adelante, se ha mantenido la idea de que el sufrimiento lo provoca el deseo. Precisamente ese deseo de conseguir es lo que nos hace ser infelices tanto en el proceso como en el final.

Por eso, y volviendo al Ikigai, me parece tan interesante. Mira mi caso. He pasado de no tener objetivos concretos a tener varios de lo más interesantes, al menos para mí.

Estos son:

- Estar cada vez más sano.
- Aprender más de temas que me apetezcan.
- Leer todo lo que pueda.
- Aprender a tocar más instrumentos musicales.

—Creo que voy entendiendo el punto en común.

—¿Lo ves?

—No vas a poder alcanzar ninguno.

—Ni en un millón de vidas...

Son objetivos a los que puedo dedicarles el tiempo que quiera. Van a aportarme conocimientos, salud o entretenimiento, pero no puedo acabar nunca. Son cosas que me gusta hacer, que me llenan y que aportan valor a lo que hago. No van de dinero, poder o ego, sino de mí y de como afronto los objetivos.

—Cualquiera diría que eres poco ambicioso.

—Si te refieres a lo material, soy lo menos ambicioso que puedes imaginar. Si hablas de mi ser, aspiro a ser cada vez mejor, y como nunca voy a poder ser 'el mejor', tengo faena hasta que dé mi último aliento.

5- Aprovecha el tiempo de calidad.

Este apartado ha sido de los que más me ha costado

comprender y sobre todo poner en práctica. Todo empezó hace años con una conversación trivial con un antiguo compañero de facultad en la cual hablábamos de la importancia de hacer cosas que nos llenasen, hacer cosas que nos gusten y en definitiva, abrazar ese concepto de tener una vida plena.

Siempre me costó asimilar aquello por una razón simple. Hay exámenes, tienes que ir a trabajar y quizás no te apetezca o tengas una visita que preferirías no tener. Esto echa al traste la idea de hacer lo que te gusta, si la vida tiene otros planes, vas a vivir en la amargura sumido en esos eventos que tienes que hacer y que no quieres. A raíz de aquello pensé que si no usas el tiempo en cosas que te llene, tienes dos opciones:

- Puedes buscar cosas que te llenen, pero volvemos a lo mismo. Aunque las hagas, lo cual está bien, no vas a poder mantener el ritmo de hacer siempre lo que quieres. El problema de esto es que vuelcas tu felicidad en el acto y no en ti, así que hay una segunda opción.

- Haz que te llene aquello que haces. Aprende a disfrutar de lo que haces en cada momento. Aquello a lo que ahora no le das importancia. Convierte en tiempo de calidad el tiempo en el que sientes que te aburres o en el que no quieres estar. Aprende a disfrutar de tu trabajo, tus estudios o incluso de cosas que no te gusta hacer. Aprende que el obstáculo es el camino. Aprende a disfrutar de ello y enfócalo como **un aprendizaje**.

Esto va a servirte para que, primero valores el tiempo que tienes, y segundo para apartar esa infelicidad que te provocas a ti pensando que no quieres estar donde estás. Es difícil escapar de un trabajo o una situación que no te gusta, pero es mejor para ti aprender a que, si no puedes huir de ella, lo ideal es que aprendas a disfrutarla.

No te adelantes a los acontecimientos. Síguelos. Ve con ellos. Al final, aprenderás que lo que te hacía infeliz no era necesariamente el evento en el que te encontrabas, sino tu opinión sobre el mismo.

—*Va a costarme trabajo.*

—Lo sé, pero es la mejor manera de empezar a entender que no tienes que dedicar tu tiempo a derrocharlo. Úsalo sabiamente. No tenemos más.

«Haz que te llene
aquello que haces»

NOTAS:

12-.
SOBRE TI

«Si una persona se estima a sí misma, debe protegerse cuidadosamente»

Buda

—Esto suena a título final. A recopilatorio

—Enfócalo como un punto y seguido.

—¿Y sobre qué vas a hablarme aquí? ¿Sobre mí?

—Más que sobre ti, sobre **tu percepción de ti**. El resumen es muy simple. Eres lo más importante que tienes. Tu ser, tu esencia, tu alma, tu interior... Ponle el nombre que más te convenga, pero estoy seguro de que sabes a qué me refiero.

La única manera de obtener respuestas es hacerse preguntas. Después de todo puede que este libro haya sido la respuesta a una pregunta que aún no habías hecho. Quizás la ibas a hacer más adelante o quizás nunca y esto te ha llegado de rebote. Ya no importa. Yo sí me las hice. Es la razón de haberle dedicado todo este tiempo a intentar responderme, y de paso, haber compartido este tiempo contigo.

—Nos hacía falta.

—Ni lo imaginas. A los dos. Y aquí estamos. Al final de lo que tenían que ser un par de reflexiones sueltas y que ha acabado siendo un ladrillo de un par de cientos de páginas que espero no se hayan hecho demasiado densas, pero conforme iba hablando contigo se me ocurrían más y más cosas que contarte. Y fíjate, vaya chapa me ha quedado...

—No ha sido para tanto, ¿No?

Eso espero. Al margen de bromas, al final solo hay una cosa que pueda decirte y que considero que sintetiza en una palabra todos los temas de los que hemos hablado:

Cuídate

Al final, quizás todo este discurso se pueda resumir en tres sílabas. Iba a entrar en conceptos antiguos referentes al amor propio, sus implicaciones filosóficas y como se ven en la actualidad, pero ambos sabemos que no es necesario ¿verdad?

—No lo sé, será verdad

—Quizás para otro libro. Sí quisiera avisarte, por si piensas así, que cuando hablo de ti mismo, hablo de que hagas un trabajo de introspección. De autoconocimiento.

Primero quiero hablarte de lo que considero fundamental para empezar a cuidar de ti. Me ha pasado últimamente que cuando hago énfasis en la **mejora individual** para ser mejor con los demás, la gente reacciona de forma negativa apelando al individualismo y al ego. Imagino que los términos referentes a lo propio, es normal que nuestra mente se vaya a esos conceptos viendo la sociedad en la que vivimos, pero nada más lejos. Y creo que son opuestos.

Confunden ser individualista con ser un individuo, y automáticamente acabamos pensando en el egoísmo, pero si eres lo segundo, te va a costar mucho ser lo primero. Al revés es mucho más fácil. El proceso de 'individuación' es posiblemente de los caminos más difíciles que puedes afrontar en tu vida. Carl Jung habló en profundidad sobre el tema. Y volvemos al principio. Conócete a ti mismo. En tu totalidad. Cada rincón, por oscuro que te parezca forma parte de ti y de ti depende que continúe oculto o darle la relevancia que crees que debería tener. Es un tema altamente complejo y que probablemente no pueda explicarte, pero afortunadamente he sido capaz de interiorizarlo y te animo a que hagas lo mismo.

He aprendido mucho de mí mismo, y cuanto más inmerso me he visto en mí, mejor he sido con los demás. Cuanto más aceptes tus debilidades, tus miedos o tus inquietudes, más entenderás al resto. Decían que cada uno libramos nuestra guerra, y es más sencillo entender las guerras de los demás si entiendes la tuya propia. Es curiosa la sensación que experimentas cuando llegas a esos rincones. Ni lo imaginas. Lo definiría como una 'liberación reconfortante'. De repente comprendes que eres infinito. Que estás listo para emprender un viaje que va a durar tanto como puedas imaginar, y que todo lo que hagas, sí lo haces por ti, por ser correcto y por ser mejor, acabará repercutiendo en los demás. Todo tu entorno mejora cuando mejoras tú.

Se habla mucho de cambiar el mundo. De seguir a grupos con los que te identifiques y de que la sociedad entera dé un giro de 180°. Te hacen participe y culpable de campañas sobre cambios globales, pero nadie te había explicado que para ejecutar ese cambio, no depende de nadie más que de ti. Esa idea ancestral que dice que si quieres cambiar tu mundo, empieza por el interior y el exterior cambiará solo.

Cómo siempre, todo esto acaba en ti mismo. Puedo decirte que no te dejes llevar por las malas acciones de los demás o que afrontes los sucesos desagradables que te encuentres por el camino, pero siguen siendo conceptos que escapan a tu control.

—Eso suena como algo que diría un "estoico cualquiera". ¿Cómo se hace?

—Podría ser. *Y* cuesta mucho trabajo. Normalmente vivimos en un entorno que va a empeñarse constantemente a mostrarte lo miserable que es y a intentar que tú lo seas con él. Ya sabes. A la mediocridad le gusta la compañía. Va a depender de ti el dejarte llevar. Lo ideal sería ser consciente de que prácticamente nada de lo que te sucede tiene una verdadera importancia y por supuesto no otorgarle esa importancia a la gente mala y lo malo que se empeñen en hacer. Yo suelo restarle importancia a prácticamente todo. Sabes lo que es importante cuando una de esas cosas se presenta en el momento más inesperado y todo aquello que antes te parecían fundamentales pasan a un segundo plano. Ahí tu escala se regula automáticamente, sin querer y a niveles más profundos de lo que te puedo explicar con palabras. Con la gente que quiera hundirte, igual. Siente compasión. Deja que sea como quieran ser y pregunta si puedes ayudarles en algo. Es probable que no, pero no te afectará en lo negativo y habrás hecho lo correcto. Acuérdate que esto va sobre ti mismo, una vez más.

—Y para cuidarme, ¿por dónde debería empezar?

—Pues por donde quieras. Por todo.

Cuídate físicamente. Procura tener una buena forma para poder disfrutar plenamente de la herramienta mecánica más poderosa, hábil y perfecta de la que vas a poder disponer jamás, que es tu cuerpo. Encárgate de que llegue en buen estado lo más lejos posible, tanto en distancia como en tiempo. Asegurate de poder usarlo para todo aquello que necesites, desde lo más básico hasta lo más difícil que se te ocurra. Disfruta de él, de su fuerza, de su potencia, su velocidad. Disfruta de tu autonomía e independencia. Va a acabar estropeándose sin remedio, y vas a empeorar tu salud quieras o no así que encárgate de mantenerlo en buen estado todo lo que puedas. Te va a hacer falta toda tu vida y solo te darás cuenta cuando más lo necesites. Si aprendes la lección ahora, mejor.

Cuídate intelectualmente. Alimenta tu cerebro y apórtale información y sabiduría. Otórgale conocimientos, entretenimiento y datos, pero criba, y procura que sea de calidad. Absorbe lo que los demás te cuenten. Escucha y aprende. Da por hecho que cualquier persona con la que hables sabe algo que tú no y aprovecha para aprenderlo. No des nada por supuesto y aprovecha esa herramienta de la que hablábamos al principio que es el acceso a toda la información conocida para nutrirte de ella. Aprende a cribarla, a elegir la más conveniente y a no dejarte engañar. El mundo entero va a tratar de hacerlo.

Cuídate mentalmente. Calma tus pensamientos. Medita. Acuérdate de respirar. Haz lo que hemos hablado hasta ahora y cambia lo que tengas que cambiar. Tu cuerpo puede escapar a tu control, pero eres plenamente dueño de tu mente. No dejes que nadie invada tu ciudadela interior. Tu mar en calma. Enfrenta la tempestad con la razón y piensa que nada de lo que escape a tu control es motivo de angustia. Respira, de nuevo. Sé consciente de cuándo estés perdiendo las riendas de tu mente y asegúrate de retomarlas. Es el bien más preciado que vas a poseer. Descubrirás que tu vida acaba entrando en sintonía con lo que te rodea. Cómo una mente en calma es más saludable y cómo descubrirás la belleza de darte cuenta que todo aquel barullo de ruido que escuchabas, desaparece. Descubrirás cómo disfrutar de esa 'paz mental'. Al fin y al cabo, has llegado hasta aquí, igual que yo, así que mal no debe de haberte ido.

—*¿Por qué dices eso? Podría haber ido mejor. O eso creo.*

—Estoy seguro de que sí, pero en términos absolutos, sabes que no estás mal. De todas maneras, ya sabes. A estas alturas, eso es irrelevante.

—*Ya. Eso es cierto. Quizás es un buen momento para empezar a cambiar algunos de los hábitos de los que hemos estado hablando.*

—Lo es. Siempre lo es.

—*Ojalá me hubieran contado todo esto antes.*

—Lo hicieron, créeme, y quizás no era tu momento. Sé que dentro de ti sabías que había cosas que no estabas haciendo bien y que tenías que cambiar. De todos modos, ahora ya lo sabes. Puede que ahora sea ese momento. Siempre es buen momento para empezar desde que te haces consciente.

—*Pareces muy seguro. Hablas como si me conocieses.*

—Bueno, vengo de contarte una experiencia personal que no es diferente a la tuya y se parece a la de muchas otras personas. No es descabellado que lo pienses. Tenemos mucho en común, y lo que te he contado todo este tiempo no es más que lo que me hubiese gustado contarme hace años.

—*Ya... Oye, ¿Puedo hacerte una pregunta?...*

—Por supuesto. Hazla.

—*Llevo rato pensando en cómo te diriges a mí, y he tenido la impresión de que me has estado hablando como si lo hicieses contigo... ¿Es así?*

—Es una posibilidad de todas las que quería contemplar. De todas formas, no le des importancia. Ya te lo dije al principio. Podrías ser cualquiera...

FIN

NOTAS:

Recordatorio para cuando lo necesite.

Cosas que te sientan bien y que haces menos a menudo de lo que deberías:

- **Piérdete de vez en cuando**. Si te descubres caminando por la vida en piloto automático, tómate el lujo de perderte. Ve donde nunca antes has ido, no preguntes, no mires un mapa. Ten esa sensación de no saber dónde estás. Te garantizo que siempre vas a poder volver a casa.

- **Deja que te llueva**. Sal a dar una vuelta sin paraguas. Te encanta esa sensación. Llévate solo las llaves. Deja todo lo demás y anda. Levanta la cara y disfruta de la sensación de acabar empapado. Ya te secarás.

- **El sol en la cara te sienta bien**. Asómate a la ventana o salte a la calle a que te dé el sol en la cara. No hace falta que sea mucho. Solo unos segundos. Que te caliente el rostro nada más. Te revitaliza todo el día y durante los segundos posteriores verás que estás más en calma.

- **Túmbate en el césped**. Déjate caer en algún parque unos minutos y mira hacia arriba. Disfruta del olor a césped y del fresquito que desprende. Si quieres puedes andar descalzo sobre él. También es una sensación estupenda.

- **Corre rápido de vez en cuando**. Aunque sea cuesta abajo. Haz un sprint de unos segundos. Intenta que sea lo más rápido posible. Cuando acabes estarás como nuevo.

- **Cuélgate**. Sí, como si fueses un mono. Cuélgate de algún columpio, de unas barras o de donde sea. Te estira y te deja como nuevo cuando acabas.

- **Salta**. Un bordillo, un escalón o un charco. Salta lejos de donde estás.

- **Pasea por el campo**. Todas las veces que puedas. "El campo recarga las pilas" ¿Verdad cariño? Es lo mejor y más barato que puedes hacer para sentirte bien. Si tienes la suerte de tener árboles y vegetación cerca, disfrútala.

- Y sobre todo...

Acuérdate de respirar

Y si recuerdas alguna otra, solo tienes que avisarme.

REFERENCIAS

- Libros -

Estos son algunos de los libros que he leído recientemente y que me han ayudado a entender ciertos aspectos de mí de una forma más clara. Todos me han gustado de una forma u otra y me han aportado más o menos, pero no voy a usar ningún orden en concreto. No están de mejor a peor ni puedo decirte que tenga un favorito, aunque hay autores que se dejan repetir con facilidad.

Invicto – Marcos Vázquez
Barra Libre – Marcos Vázquez
De cero a ceto – Marcos Vázquez
El Arte de Pensar – José Carlos Ruiz
Meditaciones – Marco Aurelio
Siddhartha – Hermann Hesse
Manual de vida – Epicteto
El libro de los cinco anillos – Miyamoto Musashi
Los cuatro acuerdos – Miguel Ángel Ruiz Macías
Martes con mi viejo profesor – Mitch Albom
Diario para estoicos – Ryan Holiday
El arte de la guerra – Sun Tzu
Historia de la filosofía – Fernando Savater
La metamorfosis – Franz Kafka
Tao te ching – Lao Tse
Demian – Hermann Hesse
Por si las voces vuelven – Ángel Martín

- Personas -

En este apartado quiero incluir a gente que desde que empecé a ejecutar cambios, me han aportado, conocimientos, ayuda o cualquier tipo de enseñanza sin ellos ser conscientes. Te dejo sus nombres para que busques sobre ellos y trates de aprender. Tienen canales de Youtube, Instagram, publicaciones y libros. Búscalos y empápate de lo que cuentan. Tenemos una suerte inmensa de coincidir con ellos. A todas estas personas quiero agradecerles la labor que hacen por la salud y bienestar de los demás. No dejéis nunca de hacerlo. Por favor.

Sin orden de importancia. Todos lo son en extremo.

A:

Wim Hof, por recordarme lo importante que es la respiración y por animarme a usar el agua fría como terapia.

- Tiene un canal de Youtube en el que encontrarás vídeos en inglés, pero lo importante lo tiene doblado por él mismo al español. Además cuenta con una app en Android e iOs y da cursos por el mundo:

www.youtube.com/user/wimhof1

Marcos Vázquez, por ser mi primer contacto con la que hoy es mi alimentación de cabecera, por enseñarme la importancia y las opciones del ejercicio y por presentarme al estoicismo como algo accesible.

- Aparte de los mencionados libros que son imprescindibles, cuenta con la web www.fitnessrevolucionario.com, un canal en Youtube con el mismo nombre y una radio en Spotify donde hace entrevistas a especialistas en temas de salud. Imprescindible.

Yolanda Calvo, por haberme guiado desde el principio con la meditación. Fue una fantástica maestra cuando quise empezar.

- www.youtube.com/c/YolandaCalvoGómez es en Youtube y es una gran manera de guiarse para empezar en la meditación si nunca has tenido contacto con ella.

Dr. Sebastián La Rosa, por abrirme paso a un mundo en el que la ciencia y los estudios se anteponen a las creencias.

- Más de 3 millones de seguidores en www.youtube.com/c/DRLAROSA y cada vídeo es una joya maravillosamente documentada y basada en rigurosos estudios. Y siempre actualizado.

Dr. Borja Bandera, por acercar la ciencia de la salud de manera fácil y comprensible a todos.

- Al igual que el anterior, cuenta con un canal de

divulgación. www.youtube.com/c/BorjaBandera. Con su pizarra desentrama los entresijos científicos y acerca a la gente sin conocimientos profundos como yo la medicina y el efecto de alimentos y ejercicios en el cuerpo humano.

Ángel Martín, por enseñarme que contar por lo que has pasado puede ser una grandísima idea.

- Cada día nos regala su informativo en su canal www.youtube.com/c/solocomedia y a él le debo una de las mejores y más sencillas frases que me hicieron dar un paso al frente: *"A hacer cosas"*.

ENLACES

Si hay algo que me encantaría es que todo esto fuese bidireccional. No querría que nuestra relación acabase como lector-escritor, sino como si fuese un diálogo. Quiero que charlemos, que me preguntes dudas y preguntártelas yo a ti. Quiero responder a lo que te inquiete y que podamos discutir.

Te dejo una serie de enlaces donde encontrarme de ahora en adelante. Y si lo crees oportuno, no dudes en ponerte en contacto conmigo para lo que sea.

www.habitosdecambio.com

www.instagram.com/habitos.de.cambio/

twitter.com/habitosdecambio

t.me/habitosdecambio

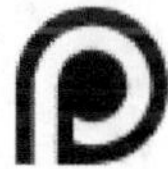

patreon.com/habitosdecambio

9 7 9 8 8 4 2 6 7 2 1 8 9